U0189113

THE PROMISE

治愈的承诺

人类医学简史

An Introduction to
the History of Medicine

原著 [美] Kourosh Nazari

主审 郭静宣   主译 刘健

科学普及出版社
·北京·

图书在版编目（CIP）数据

治愈的承诺：人类医学简史 /（美）库罗什·奈斯尔 (Kourosh Nazari) 原著；刘健主译 . — 北京：科学普及出版社，2023.9

书名原文：THE PROMISE: An Introduction to the History of Medicine

ISBN 978-7-110-10627-3

Ⅰ . ①治… Ⅱ . ①库… ②刘… Ⅲ . ①医学史—世界 Ⅳ . ① R-091

中国国家版本馆 CIP 数据核字 (2023) 第 124769 号

著作权合同登记号：01-2022-2446

策划编辑	宗俊琳　郭仕薪　池晓宇
责任编辑	方金林
文字编辑	张　龙
装帧设计	佳木水轩
责任印制	李晓霖

出　　版	科学普及出版社
发　　行	中国科学技术出版社有限公司发行部
地　　址	北京市海淀区中关村南大街 16 号
邮　　编	100081
发行电话	010-62173865
传　　真	010-62179148
网　　址	http://www.cspbooks.com.cn

开　　本	880mm×1230mm　　1/32
字　　数	131 千字
印　　张	10.5
版　　次	2023 年 9 月第 1 版
印　　次	2023 年 9 月第 1 次印刷
印　　刷	北京盛通印刷股份有限公司
书　　号	ISBN 978-7-110-10627-3/R·3108
定　　价	98.00 元

医学推动者译丛委员会

译者名单

内容提要

数十个世纪以来，医学领域有着一条至高无上的原则——避免过度医疗对患者造成伤害，也就是说，医学为治愈而生，而非为痛苦而生。

但是，从人类在数万年前为生存发明原始的医疗手段，至今天不断追求技术飞跃和经济效益的过程中，医疗从业者是否已经遗忘了"治愈"这一最基本的目的和理念？

本书带读者快速回顾了人类医学发展的进程，从农耕时代的医疗萌芽、古希腊罗马的医学著作、中世纪的东方医学，到启蒙时代的医疗反思，再到21世纪令人炫目的先进技术，医学历经了一次次挑战与变革。立下医者誓言的西医之父希波克拉底、发明巴氏消毒法的法国生物学家路易斯·巴斯德，到两次世界大战与医学爆发式升级，现代医疗保健系统，还有先进的基因工程，本书通过致敬和审视医学史上的重要人物与重大事件，对当下科技进步迅猛的时代进行了反思：医疗工作者和学者，是遵循最初的哲学信念，坚守治愈的承诺，还是在辉煌中迷失自己，走向偏颇？

　　无论我们是患者还是医疗从业者，在数千年医学史的辉煌与探索中，对医学理念的铭记与反思，都有着重要的现实意义，能让我们对来之不易的健康生活更加珍惜。

译者前言

亘古至今，人类一直面临着同样的问题：疾病与死亡。在漫长的人类历史中，世界发生了天翻地覆的变化，医学也跟随人类文明的进化而不断发展。在历史的转变与发展中，重要历史人物的思想和行动起到了至关重要的作用，同时也塑造了医学的逻辑框架。然而，任何思想、论断的产生，均受制于有限的物质条件，源于偶然或有目的性的探索，其目的是满足人类的需求，推动人类的发展。*THE PROMISE: An Introduction to the History of Medicine* 就是要为读者讲述医学的起源与发展，揭示改变医学世界的论断和行动，分析和考察它们之间的紧密联系。

本书既是一部医学史记，又是一部人文佳

作。回溯历史进程，从人类诞生之初到21世纪，医学领域取得了令人难以置信的技术进步，而不同的思想与理论因科学性、人文性价值的迥异，而表现出不同的生命力。在寻求"最佳疗法"的过程中，人类取得了巨大成就，也遭遇过近乎无穷的对重大疾病的恐惧。在当前社会，一部分医疗从业者已经惯性抛弃了医学追求仁爱的本质，转而追逐名利，使医学蒙上了浓重的功利色彩。"不伤害"原则，似乎正离我们越来越远。在追求名利过程中，医学是否已然丧失了基本医疗保健这一重要理念？这正是本书的作者向我们发出的呼吁与警告。我们希望以现代视角，唤醒患者和医疗从业者内心的朴素良知，在这个传染病肆虐的时代，牢记历史的教训显得尤为重要。

在本书翻译过程中，各位译校者都付出了巨大努力，在繁忙的工作之余抽出宝贵的时间对书中的词汇、语言进行反复斟酌，对书中的隐喻加以揣摩并合理阐释。本书的顺利出版、面世，得益于各位辛勤的付出，我们在此深表感谢。

　　由于中外语言的差异，我们对原文的转述可能存在不足或疏漏之处，恳请各位读者和业内同仁批评指正！

　　　　　　北京大学人民医院

原书前言

    一直以来，医学都是人类发展和社会进步的一部分。人类在开始直立行走并逐步进化为"智人"的时期，最早是由女性扮演着医师的角色。女性孕育生命并承担着抚育孩子长大的使命。任何曾目睹过妊娠过程的人都可以证实，孕育与生产就好比是一场医疗实践。而今天的母亲，也正如整个人类历史长河中的母亲一样，有时甚至比任何受过高等医学教育的人都能更早地发现孩子的生病迹象。

    上述对人体健康状况的早期观察和经验是代代相传的，遗憾的是，这种经验对大多数疾病的治疗收效甚微。更重要的是，这些疾病常被归因于情绪问题或"妖化为恶魔缠身"。当时的治疗方法多通过各种"驱魔仪式"或调整情绪的活动来完成，但这并没有从根本上改变疾病的进程。然而，某些疾病有着不加治疗就会好转的"自限性"，更错误地"佐证"了许多没有用处的疗法和实践。

当早期的"医学哲学家"通过观察可接触的患者记录下疾病体征，并搭建起人体组织的信息架构时，医学便开始逐渐进化并发展起来。在早期记载的医学文字资料中，眼科疾病和咳嗽症状尤为常见。随着时间的推移，人们通过科学研究确定了许多疾病的潜在原因，并最终研究出有效的科学治疗方法。

本书记录了从人类历史早期到21世纪的重要人物和事件，正是由于数位伟人的闪光时刻，才使得医学这艘巨轮航行的视野愈发开阔。为患者服务是医学的最终目标，今天的医疗知识实践已经显示出了巨大的前景，同时也暴露出了亟待纠正的致命问题。患者在作为医疗进展受益者的同时，也不可避免地成为部分医疗机构恶劣实践的受害者——虽然部分伤害是无意为之。值得庆幸的是，这些造成伤害的恶劣行径较为少见，也往往受到医学界的广泛谴责。

目前，医学教育主要倾向于科学知识，而忽视哲学和历史。在新信息时代，医学的诗歌已近乎销声匿迹，它不断向数据和科学靠拢，患者的形象越发趋近于数据资源，而非"人"本身。

医学院很少教授医学史，作者也并非通过机械的医学史课程来宣教数个世纪以来医学的兴衰。本书所介绍的医学历史上的重要人物和事件，重在讲述医学的历史与艺术，而非科学。通过阐述医学发展至今的历程，批判性地分析医学现状。在医学实践中，回顾了科学突破以外的内容，比如人性和伦理，数十个世纪以来的间断崩溃与重建等。只有这样，执业者才能够更好地理解医学。同样，也正是因为有理解并思索上述医学人文的从业者，人们才有能力将医学建造成一门充满奇妙或悲壮色彩的艺术。

目　录

i

The Great Observer

第 1 章　伟大的观察者

治愈与呵护

医疗和复健是人类进化和历史的组成部分，治愈与呵护是医学人文故事永恒的主题之一。医疗的基本内涵就是照顾患者。在人类进化的每一个阶段，人们都会采取特有的关心和护理措施来使患者复健。

3 000 000 年前，直立人从低眉、大颌的南方猿猴中脱颖而出，学会了生火，使用石头制作工具，并极有可能已经发展出了语言。直立人从非洲向欧洲和亚洲扩散，最终在 150 000～200 000 年前，智人出现了。

关于早期人类如何对待患病成员的证据

很少。他们是纯粹的狩猎者而非定居者，一生都处在寻找下一餐的旅途中。在迁移过程中，早期人类将面临各种创伤的威胁（跌倒或其他肉食动物的攻击）。此外，感染也是风险之一，最可能的原因是土壤中的厌氧菌穿透皮肤引起的坏疽。早期人类的平均寿命可能只有二十五六岁。

关于早期人类如何照料（或不照料）患者有两种理论。一种理论是遗弃。由于早期的人类都是不断迁移的，所以群体中体弱多病的人会被遗弃，这样其他人就可以完成迁徙并找到食物，以确保其他个体的生存。进化的力量会消灭弱者，确保适者生存。另一种理论是早期人类照顾患者恢复健康。生病的成员由群体中其他成员照顾，直至康复。

通过对野生动物的观察，我可以肯定地说，早期人类照护同伴的模式并非只有一种，而是两种模式的结合。和大多数灵长类动物一样，第一批医生或治疗者都是母亲。人类婴儿需要很长的时间才能自立。他们比其他物种需要更长的抚育时间。这种情况下，母系成员便发展出照顾和养育的技能，以确保婴儿的生存。进化的力量使得母系成员成为早期人类的主要治疗者。最有可能的情况是在早期人类中，相比以男性为主的群体，以女性为主的群体更可能去照顾患者。一个很好的例子就是狮子，母狮会照顾受伤的群体成员，照顾彼此的幼崽；同样，狮子也很少抛弃年迈的母狮，通常会和它们一起分享狩猎所得。

人类的医疗行为

约 15 000 年前，人类驯养了动物，传染病开始肆虐人类。即使在数千年后的今天，这种情况仍在继续。大多数传染病（如普通感冒），在传染给人类之前，已经肆虐在其他物种当中。猪把流感传染给人类，马向人类传染了鼻病毒（也就是普通感冒），肺结核和天花是牛传染给人类的，捕食者通过撕咬传播狂犬病和炭疽病。

大自然可以为人类提供充足的食物，也可以带来饥饿和痛苦，尤其是在大约公元前50 000年开始的冰河时代，早期人类遭受了饥荒和苦难。关于冰河时代医学的证据较为稀少，并且极其浅显。人类学尚没有提供确凿的证据证明冰河时代医疗的实质内涵。大约在公元前10 000年，随着冰河时代的结束和人类农业的发展，医学的早期迹象开始出现。人类药师最早出现在法国：我们在距今17 000年历史的洞穴中发现了一些壁画，其内容是人类戴着动物头面具进行某种仪式。这些人很可能是巫医或萨满巫师，他们通过施法使患者恢复健康。尽管这些行为的有效性还有待讨论，但确实会为患者提供希望，正如许多患者可以证明的那样，这对治愈是至关重要的。

比驯养动物意义更加重大的是人类社会的下一个阶段：农业时代。农业时代不仅带来了不同形式的食物，还使人类行为发生了令人欣喜的改变。在此之前，大多数人类群体都是狩猎采集者，他们会迁移到世界各地寻找食物和住所。随着农业的发展，人类与他们种植庄稼的土地建立了联系。土地是他们的资产和粮食的重要来源。他们围绕这片土地组织生活，制订规则和边界来保护他们新发现的食物来源。人类从平原上的狩猎采集者进化为在农场上安稳度日的保守耕作者。彼时，农业也为当时的医生提供了用于治疗患者所用的基本药物，如烟草和含有可卡因（古柯碱）等成分的草药。

当冰河时代在公元前 10 000 年前结束后，人类开始开垦土地，种植庄稼，并将驯养的动物投入日常生产活动。距今 6000 年前的青铜时代出现的金属冶炼技术，进一步推动了农业的发展，人类第一次实现了定期收割庄稼。随着农作物的稳定供应，人类的定居群体也不断扩大，开始形成早期有组织的社会。

大约在公元前 3000 年，两河流域的一片土地，即现在的伊拉克波斯湾上游约 100 英里（161 千米），出现了第一个被记载下来的医学文书。这些早期文明形成了普及大众的法律，与此同时，当时的医疗条件和医疗规则也被记录下来。自从有了被记载下来的医学文书，医疗实践就与社会法律交织在一起。法律和医学从这一时期开始就密不可分。

古巴比伦国王汉谟拉比（Hammurabi）颁布了第一部法典。这部法典于 1901 年在伊朗的苏萨被发现（现陈列在卢浮宫），记载了关于早期文明医疗实践的法律，其中就包括医生的工资等级和医疗事故的处置措施。当时医疗服务的收费和对医疗事故的处罚，根据患者在社会中所处的地位有所不同。医生若救了一个自由人的性命，可以得 10 舍客勒银（这已经不少了，在当时相当于一个劳动者的年收入）的奖赏。但如果患者（自由人）死亡，作为处罚，医生将被判处剁手之刑。如果医生不慎治死了一个奴隶，他必须为奴隶主提供一个新奴隶。

最早的医学文献

第一部医学教科书发现于美索不达米亚（Mesopotamia），名为《医学诊断与预后论 》（*The Treatise of Medical Diagnosis and Prognosis*），它由40个版块约3000个条目组成。在这些早期文献中，咳嗽和眼部疾病出现得最频繁；肝脏在当时被认为是维持生命的一个重要器官。当时的社会有三种不同的治疗师：医生（asu），是使用药物和进行治疗的人；巫师（baru），是使用神圣知识进行治疗的人；祭司（asbipu），是通过冥想或驱魔完成治疗的人。这些专业人员既可单独治疗患者，也可合力治疗患者，而团队合力的目的与现在的医疗合作一样，都是为了达成患者的最佳预后。当时，人们认为大多数疾病是恶灵侵入身体导致的，有些人将之解释为审判或惩罚。当时的治疗者一边通过使用魔水药剂或进行巫术等仪式来抵御恶灵，一边使用可及的药物（包括100多种矿物和各种草药）来有针对性地治疗各种疾病。总的来说，在美索不达米亚，治疗师通过结合祈祷、巫术、占星术、动物献祭、魔法、草药等多种方式，并联合外科手术来治疗疾病。

大约在同一时代的古埃及，有大量证据表明，医学是利用魔法和手术相结合的手段来完成的。约公元前1500年，在埃及出土的纸莎草纸上记录了骨折、伤口和脓肿的外科治疗。随后，关于包皮环切术、产妇护理、妊娠检测和避孕的记录也被逐步发现。早期古埃及人还将粉碎的鳄鱼粪便、草药和蜂蜜置入阴道用以避孕。

《埃伯斯纸莎草文稿》（*Ebers Papyrus*，其相关记录始于公元前1550年）描述了29种眼部疾病、15种腹部疾病和18种皮肤病，还有700多种草药、药物和动物提取物用以治疗这些不同的症状。眼病和咳嗽同样是该文献关注的重点，其中广泛讨论了视物模糊（sigbt）和眼盲（darkness）的治疗要点，主要是用蜂蜜、动物肝提取物、海龟胆汁、植物和眼用草药制成的软膏进行治疗。有一个治疗咳嗽的药方子，是加热脂肪和草药的混合物，吸入烟雾。这份纸莎草纸还记载了治疗脱发的方法，主要是服用一种由黑驴睾丸及黑蜥蜴的阴茎和外阴制成的饮料。魔法和巫术也作为某些疾病治疗措施的一部分记录其中。

伟大的古希腊历史学家希罗多德（Herodotus）在公元前 500 年观察到，古埃及诞生了许多医疗先贤，大多专攻眼部、头部和口腔疾病。在人类文明的早期就有了医学专科，这也印证了后来疑难病症诊治对专科医师的需求。考虑到早期医学文献中对眼病的重视，眼科医生可能是最早出现的专科医生。关于早期医学，还有一点值得注意：美索不达米亚地区存在女性医生。从古代早期到美索不达米亚的医学组织时期，女性都是早期医生队伍的重要成员。

医疗之神

公元前 1000 年左右，一个新的文明开始在地中海对面发展，它与古埃及文明看似接近，但其实迥乎不同，那就是古希腊文明。古希腊文明及其一系列的哲学家、诗人和思想家重塑了人类对自然、科学和生命的理解。在《荷马史诗》（*Homer*）中，阿波罗（Apollo）的儿子阿斯克勒庇俄斯（Asclepius）被描述为一个熟练的治疗师和医学之神，他的男性后代成为医生，而他的女儿成为卫生（Hygeia）和治愈（Panacea）之神。现代医学的象征和标志（一条蛇缠绕的有翼手杖）即起源于阿斯克勒庇俄斯的雕像。阿斯克勒庇俄斯的传说传遍了希腊社会，供奉他的神庙也遍布古希腊。这些寺庙成了医治患者的圣地。他们会睡在寺庙里，向医学之神祈求健康和治疗。这些寺庙是患者和医疗商人聚会的场所。这里不存在类似于美索不达米亚医疗实践的规章或行为守则。牧师会在寺庙里为患者解梦，以了解他们的病情。魔法师、草药医生和其他人在场共同为患者提供服务。

在这些医疗商人中，有一个不同于先前古希腊社会或其他文明的思想学派。过去，疾病总是被认为是神圣的干预，是来自上帝的瘟疫，或是恶魔的力量。一位来自科斯（Kos）的修行者拒绝了这种对疾病的超自然解释。他认为疾病是机体平衡失调引起的，因此恢复身体的平衡会使患者的身体恢复健康。除此之外，科斯的希波克拉底（Hippocrates，公元前460—公元前370年）则改变了医学的进程，实行了一种新的治疗方法，而这种方法一直持续到现代。

希波克拉底出生于公元前460年的科斯。按照当时的普遍习俗，他以祖父的名字命名。他在父亲赫拉克利斯（Heracleides）手下受训。科斯也拥有阿斯克勒庇俄斯的庙宇，用于医学知识的传授。希波克拉底既从父亲那里学习，也在当地的阿斯克勒庇俄斯神庙学习，这是他知识丰富的优势之一。在科斯实行的医疗更注重患者而不是疾病，而克尼迪斯（Cnidus）的其他医学中心则更关心疾病本身。受科斯医学培训的影响，希波克拉底成了一名热心的、以患者为中心的医学从业者。

希波克拉底热衷于旅行和教学，训练了许多医生，其中包括他的两个儿子塞萨拉斯（Thessalus）和德拉科（Draco），他们也都成了成功的医生，而其子孙受到父辈的影响，也多从事医学事业。这些医生最终将希波克拉底施治的方法制度化，并且延续了希波克拉底医学的实践，提升了医术。

希波克拉底对医学的影响是医学史上其他人无法比拟的，而其中最重要的贡献是他的行为准则。在早期古希腊社会，没有像美索不达米亚的《汉谟拉比法典》那样的医疗规范。希波克拉底倡议实施严格的行为准则，使得他自己、他的学生、所有追随他的执业医师可与当时的魔法师、巫师、中医师和其他从业者区别开来。他秉持以诚实、同理心、冷静和整洁的外表来进行医疗行为的精神，主张医生要以患者的利益为重，从而获得患者的信任，帮助患者建立信心。他认为，医生应该是患者的朋友。

获得患者信任的一种方法是预测疾病的转归或预后。鉴于这一时期对疾病的了解有限，他鼓励对患者进行观察，并经常随访，以了解疾病的病程。他不是积极干预的倡导者，甚至认为某些干预带来的弊大于利，因此有了"不伤害"的格言。在采取任何行动之前，先观察、倾听患者。因此，床旁医学被引入医学词汇。

以下是希波克拉底的建议：

这些状况值得留意：①可自行恢复的情况；②灼伤所致的水疱是有益或有害的；③受影响部位的形状、运动方式、肿胀程度、可凹性，以及意识、神智等；④及时干预或预防；⑤呕吐、腹泻、唾液及分泌物形状、咳嗽、嗳气、吞咽功能、呃逆、胀气、排尿情况、打喷嚏、流泪、皮肤抓挠后的状态、体毛分布、机体感觉、口渴或饥饿、多梦、疼痛、理解力、记忆力、音调音色、失语等症状和体征。

在彼时，碍于治疗师、牧师、草药师、魔法师和那些赚取患者时间和金钱的小贩们仍大量存在，医学的实践并不是一蹴而就地得到广泛的接受或推崇。据说，亚历山大大帝（Alexander the Great）在临终的时候就曾说过这样一句话："我在太多医生的'帮助'下死去。"另外，普遍应用于当今临床的外科手术，它的名字来源于手（cbeiros）和工作（ergon）的结合，足以说明早期社会对外科学地位的认知。其被认为是一项缺乏尊严和威望的体力劳动，而医生则是智力劳动者，能够解读疾病，运用自己的判断力使患者恢复健康。由于希波克拉底不鼓励对患者进行不必要和伤害性的治疗，从而使自己有别于其他治疗师，因此，外科在当时的希波克拉底医学中并未享有很高的声望。

希波克拉底文集总结了他的思想和著作，其中并没有提到超自然原因的疾病。他写道：

> "我认为，那些最初把这种疾病称为神圣干预的人，就是我们现在所说的巫医、信仰治疗者、庸医和江湖郎中。通过援引神圣的元素，他们能够掩饰自己未能给予治疗的失败，并称之为神圣干预的'疾病'，通过掩饰措辞、处方净化、神学手段及许多实际上不适合患者的食物来掩盖他们对疾病本质的无知。"

希波克拉底认为，一个患者受到身体失衡的折磨，并通过仔细观察来识别这种失衡，这个观点标志着他与之前的其他治疗师的不同。在古代印度医学中，巫术和宗教对疾病的解释很普遍，因此患者由牧师进行治疗。在古代中国，人们普遍认为疾病是恶灵侵入人体的结果。

他们推测环境中的灵有好有坏，善灵在空中以弧形移动，恶灵则以直线移动。因此，为了避免疾病，房屋和建筑物的构建应该使恶灵的进入更加困难，应具有隐藏的入口与许多曲线元素。有中国传统观念的人很少购买楼梯正对前门的房子，原因就是这种直线元素，使得恶灵更易居住在房子里，引发疾病。

希波克拉底学派的医生拒绝超自然病因，以谨慎态度行医，不鼓励侵略性和伤害性的干预，通过一系列的观察和专业精神相结合，尽可能推测预后，从而开创了一个医学界受尊敬和信任的时代。希波克拉底学派的医生最先实现了在大多数古希腊城市全职行医，并以此谋求较高的生活品质。

希波克拉底认为，良好的健康源于良好的习惯、锻炼、良好的饮食和清洁的环境。他不相信有什么灵丹妙药。通过研究患者的周围环境和习惯，以及通过问诊，机体失衡的病因可以被识别和诊断。改变患者的饮食或日常生活方式是治疗的一线手段，其次是药物，最后必要时行手术治疗。吸出脓液、固定骨折和清理伤口是希波克拉底学派的医生尝试的部分手术操作。在这一时期，他们也尝试了放血术，并在 19 世纪后期开始了常规治疗。

　　若要理解希波克拉底的理念重点，以及他影响深远且后代无可比拟的原因，应仔细研读希波克拉底誓言。其为医学奠定了一个永恒的基础，并使医疗人员以此为开始努力践行了数千年。希波克拉底把医学实践描述为一门艺术，强调谨慎和信任的态度，一如他创立誓言时一样。

　　"我以医生阿波罗、阿斯克勒庇俄斯、帕涅阿斯（Panacea）及所有的神和女神为我的证人发誓，根据我的能力和判断，我将信守我的誓言和契约：

　　把教我这门艺术的人当作我的父母一样珍视，和他成为生活中的伴侣，满足他的需要，把他的后代当作我的兄弟姐妹一样看待，如果他们愿意学习这门艺术，我可以无条件地传授给他们。按照既定的规则，我将利用讲座和其他各种教学方式将我所学传授给我的儿子、我的老师，以及对医学法宣誓而受这份合同约束的学生，而绝不外传予其他任何人。

我将尽我最大的能力和判断力来使用那些有益于患者的饮食疗法，我不会伤害他们或不公正地对待他们。

哪怕被允许，我不同意也一定不会给予任何人致死药物；同样，我也不会对女性施以流产术。

我将以纯洁和神圣的法律来完成我的生活和艺术。

我不会进行外科手术，即使是那些遭受结石病痛的患者，但我会向他们推荐训练有素的外科医生。

无论任何患者，我进入他们的居所都

将仅为了患者利益，绝对避免任何自愿的不当或腐败行径，无论金钱和色情的贿赂来自于自由人还是奴隶。

无论我在患者的生活中看到或听到什么，无论是否与我的职业有关，我都将保守秘密，因为我认为这一切都是隐私。

只要我忠诚地遵守这一誓言，不受任何玷污，我就能充分地参与生活和艺术的实践，永远赢得所有人的尊重。然而如果违背这一誓言，我的命运将与之相反。

我坚信，某些价值观和实践是永恒且不随时间改变的。无论这一领域经历多么复杂，信任、诚实和真诚都应是所有实践的基石。"

从美索不达米亚医学的最早期到希波克拉底时代，患者经历了从客体（灵魂被恶魔入侵，需要魔法和药剂来恢复）转变为需要经由他人帮助找到病因并恢复健康的主体。虽然希波克拉底改变了医学的方法和哲学，但治疗方法并没有发生太大的变化，结果可能也没有较大改善。希波克拉底引入了人性、同理心、专业精神和医学的科学基础，但仍缺乏有效的治疗方式和更好的结果。但这种将医学定义为"艺术与科学的结合"的思想至今仍有意义。医学的艺术（临床医学）和医学的科学（病理生理学）是医学必不可少的两面。这两种力量之间的不平衡使医学无法实现其治愈疾病的明确承诺。没有伦理的知识和没有知识的伦理在医学实践中是不能成功的。伟大的医生是那些平衡掌握这两种力量的人。2500 年过去了，关于医学的艺术和科学仍存在争论和讨论。对艺术与科学终极平衡的追求仍在进行中，还需要不断完善。

孙宇彤　译，　特日格乐　马承前　校

The Best Showman on Earth
第 2 章 "医学表演秀"之王

从古希腊到古罗马

　　早期人类文明始于美索不达米亚，并逐渐向东西方扩张。文明的扩张总是伴随着风俗文化的传播，其中也包括医学。随着时间推移，人类文明的中心逐渐从美索不达米亚转向古埃及（Egypt），继而又转移至古希腊（Ancient Greece）。与社会和法律的演进相类似，医学也循着这条人类前进的道路不断发展，一旦它抵达新文明的"海岸"，就会发生重大的变化。在美索不达米亚和古埃及，不同医疗工作者的行医风格与方式各成一派。然而到了古希腊时期，希波克拉底学派的医生则建立了一套统一的行医规范和指导原则，这使得他们与其他治疗师区别开来。正如之前所讨论的，也是在古希腊时期，医生成了一种男性专属的职业。这一传统持续了数千年，直至 19 世纪晚期。

希波克拉底时期的医生所使用的药物与美索不达米亚和古埃及时期并没有什么不同，但他们为药物的使用引入了一些科学依据，组织并改进了医学实践。当古希腊文明开始衰落后，取而代之的是西方古罗马文明的兴起。医学也沿着这条文明之路向西传播，从美索不达米亚到古埃及的亚历山大港（Alexandria），再从古埃及到雅典（Athens），最后到达罗马（Rome）。

古罗马人对古希腊医生心存鄙夷，认为他们是骗子。在罗马，一些纪念碑上刻着亚历山大大帝的名言："我在太多医生的'帮助'下死去。"古罗马人认为良好的生活方式才是最好的药方，一个人必须锻炼身体，重视饮食，保持健康的生活习惯，才能远离衰老和疾病。然而，致力于冒险与征服世界的古罗马人很快意识到，再高大健硕的体格也难以抵御刀剑的劈砍。在这种情况下，内外科医生仍是必不可少的。

古罗马文明对医学的贡献始于奥拉斯·科尼利厄斯·塞尔苏斯（Aulus Cornelius Celsus，公元前 26—公元 50 年）。虽然有关他的个人事迹鲜有记载，但他在法律、哲学、农业、军事、医学等众多领域都有著作。他撰有《科学之书》（*Artes*）21 卷，其中 8 卷《论医学》（*De Medicina*）流传至今，记录了当时古罗马的医疗状况和治疗手段。

《论医学》是第一部全面整理了医学实践相关知识的著作。它的第一卷涉及饮食和预防，第二卷描述了病理学和治疗，第三卷和第四卷讨论了疾病的特殊处理原则，第五卷和第六卷则包含了药理学的内容，第七卷和第八卷则分别记录了外科和解剖学（骨骼）的内容。塞尔苏斯用四个主要症状来描述炎症：发热、疼痛、发红和肿胀。

塞尔苏斯作为早期医学的关键人物，确保了古希腊医生所积累的知识在古罗马文明中得以延续。而古罗马的医生也通过对这些知识的利用加强了医学实践。

古罗马医学之父盖伦

塞尔苏斯对医学的贡献堪称卓越，但与来自帕加马（Pergamum）（现土耳其的贝尔加马）的一位医生相比就相形见绌了，因为后者可能是有史以来最伟大的行医者。至少在 10 世纪之前，他对医学的影响远大于其他任何医生。他就是克劳迪斯·盖伦诺斯（Claudius Galenos，130—210 年），是那个年代最著名的医生。他对医学的影响一直持续了 1500 年。

公元 130 年，盖伦出生在帕加马的一个富裕家庭中。帕加马虽早已归属于古罗马帝国，但仍保留着相当的古希腊风格。帕加马在建设之初，为与雅典的建筑美学争高下，修建了许

多与雅典规格相似的名胜古迹，如角斗士斗兽
场和露天剧场。

盖伦的父亲尼康（Nicon）是一位富裕的建
筑师，他在盖伦的成长过程中起到了重要且积
极的作用。相传盖伦的母亲脾气暴躁，经常虐
待惹她不快的侍从奴隶。为了让小盖伦远离母
亲的影响，尼康常带盖伦去体育场，鼓励他看
戏剧，更重要的是，还会鼓励他读书。

帕加马拥有一座很好的图书馆，甚至堪与
修建于公元前 304 年的亚历山大图书馆媲美，
后者由古埃及国王拖勒密一世（Ptolemy Ⅰ）带
领修建，是藏书最多、最优越的学习场所。这
里还有一段有关两座图书馆的有趣插曲：帕加
马图书馆抢了亚历山大图书馆的风头，这激怒
了拖勒密国王，他禁止向帕加马出口纸莎草纸，
并严禁古埃及人参观帕加马图书馆。这些禁令
迫使帕加马人寻找纸莎草纸的替代品。他们开
始用兽皮制书，并完善了拉伸和处理动物毛皮
的工艺。事实证明，兽皮纸比纸莎草纸更耐用。

很快，帕加马人就将这种新型"纸"出口到古罗马帝国的各个角落。

盖伦的父亲自己也拥有大量藏书。盖伦通过阅读柏拉图（Plato）和亚里士多德（Aristotle）的著作来学习哲学。天文学和数学也是他所受教育的一部分。阅读希罗多德（Herodotus）的著作使他对帕加马以外的地域和文化有了新的认识。他热爱阅读和写作，对各类事物都充满兴趣，甚至在 13 岁时就写成了几部书。

在古希腊社会，许多神庙都会供奉医学之神阿斯克勒庇俄斯，这些神庙为生病和受伤的人提供治疗和休养的场所。帕加马也有一座阿斯克勒庇俄斯神庙，被认为是城里最宏伟的建筑之一。它吸引了古罗马帝国各地的人们前来寻求治愈疾病的方法。人们在神庙里休息、做梦，并由牧师、算命师或各种各样的"医生"阐释梦的意义，从而引导他们走向健康。帕加马的贵族会在神庙中服务，履行社会服务的职责。盖伦的父亲也是神庙侍从中的一员，有一天，他在神庙休息的时候做了一个梦，梦中的盖伦成了一名医生。因此，他鼓励盖伦学医。盖伦开始在阿斯克勒庇俄斯神庙学习，他的老师有萨特鲁斯（Satyrus）和勒乌斯（Refinus）。正是这段在神庙观摩学习的经历让盖伦掌握了医术。而在观摩的同时，盖伦研读了希波克拉底的著述，并将希波克拉底的学说运用在神庙的医疗实践中。可以说，希波克拉底在医学界的名声很大程度上要归功于盖伦的求知欲和不辍笔耕。

027

盖伦 19 岁时，他的父亲过世了，并留给他一大笔遗产。盖伦也觉得自己在帕加马神庙学到的东西已经够多了，于是他把目光投向了当时世界上的科学中心、求学圣地：古埃及的亚历山大。他先前往古希腊南部，与古罗马帝国其他地区的医生交流学习。他对植物学和草药学尤其感兴趣，并在这段游学经历中积累了丰富的植物知识。

之后，他从古希腊横渡地中海，抵达亚历

山大。亚历山大是一片充满活力的土地。作为
贸易中心，世界各地的商人云集于此，更重要
的是，亚历山大博物馆的存在使它成为求学的
圣地。博物馆类似于一座巨大的现代大学，里
面有许多学习室、图书馆和超过 50 万本藏书，
当然还有无限的好奇心——哲学家、天文学家、
医生和数学家都聚集在那里学习、辩论、追求
真理。

　　盖伦在博物馆里最好的朋友是拖勒密
（Ptolemy，并非此前提到的国王拖勒密），托勒
密以其撰写的《天文学大成》（*Almagest*）而闻
名，并为地理学做出了巨大贡献。拖勒密的理
想是绘制海洋和陆地的地图，盖伦则想绘制有
关人体的"地图"。他在博物馆里研究人类骨骼，
那里有两具人类骨骼，一具是被尼罗河冲上河
岸的，另一具是被秃鹫清理后保留下来的。在
那个时代，解剖人体是被禁止的，于是他通过
解剖和研究动物的身体，掌握了很多关于人体
生理学的知识。

在亚历山大学习了 9 年之后，盖伦准备行医了。他收拾好自己的东西，坐船回到帕加马，准备用他的技能和知识治愈他人。阿斯克勒庇俄斯神庙是一个选择，但他觉得自己还可以做得更多。他的一个朋友拥有一所角斗士学校。角斗士多数是罪犯和奴隶，他们被强迫在竞技场里相互厮杀或与动物搏斗。如果他们能在一段时间后幸存下来，就会获得自由。盖伦正是被雇来治疗这些亡命徒的，这对年轻医生来说是一个大好机会。

角斗士运动非常野蛮和暴力。他们受的伤是可怕的，动物的抓咬、刀剑的砍伤、锤子钝力的伤害给角斗士带来了巨大的痛苦，但也为年轻的盖伦提供了独特的学习机会。他通过修复这些可怕的伤口、复位骨折和止血等来练习和完善他的外科技术。一些伤口是开放性的，因此他有时能看到人体内部：胸部的伤口能让盖伦看到心脏的跳动，腹部的伤口让他看到体内的血管，骨折时骨头穿过皮肤的地方让他有

029

机会看到肌肉、肌腱与骨头的关系。这使他对人体内部的运作有了独特的理解。

在角斗士学校的 4 年间，他积累了丰富的外科经验，如用烧灼来处理伤口，应对各类需求的不同包扎技术，并发明了各种各样的手术刀及其他外科手术辅助工具。但盖伦并不满足于他在帕加马取得的成就，他开始寻求更大的挑战。在那个年代，也只有权力和威望的中心罗马能满足他了。他开始向罗马进发，为了在历史上留下属于自己的印迹。

经过 1 年的旅行，盖伦抵达罗马城，并很快被这座城市迷住了。罗马是庞大的古罗马帝国的中心，平民、被解放的奴隶及元老院议员、律师和商人都聚集在市中心。政府为穷人提供免费的面包，政府检查人员确保商人不会从居民那里骗取基本的食物供应。他们为群众提供多种形式的免费娱乐，以防止骚乱和混乱发生。斗兽场向大众免费开放一些座位，所以平民也可以观看比赛。政府的建筑（被称为罗马广场）

位于城市中心。在这里，人们可以听别人演讲，辩论不同的观点并提出自己的主张。

古罗马人相当重视清洁和卫生，所以他们为大多数人免费提供干净的水和公共澡堂。在他们的观念中，运动和卫生才是最好的保健方式，而医生和他们提供的药物只会带来死亡。人们对医生和其他形式的医疗服务提供者缺乏信任。

盖伦在罗马取得的第一次突破，在于他治愈了尤德米乌斯（Eudemeus）。尤德米乌斯是盖伦家的老朋友，也是闻名罗马的哲学老师。因此，治好尤德米乌斯的消息让盖伦名声大噪。

弗拉维乌斯·波伊提乌（Flavius Boethius）是罗马的一位重要执政官，他请求盖伦医治他的妻子。当他的妻子康复后，波伊提乌给了盖伦一大笔钱，并成为他最忠实的推崇者。他把盖伦介绍给罗马的许多重要人物，并鼓励他向大众讲授他的治疗方法。于是，盖伦开始做讲座和进行公众活体解剖，即在大众面前解剖活体动物。他的讲座（或者更准确地说，他的表演）在罗马非常受欢迎。成名后，他只接待罗马的大人物，而平民则由他的学生治疗。他继续写作，并不断完善他的行医技术。

普通人不信任医生，主要是因为他们请不起优秀的医生。盖伦的出诊费非常高昂，没多少人能负担得起。但他高超的医术，确实使富人开始接受和信任医生。当有富人和名人需要盖伦的服务时，他会乘坐勒克缇卡（lectica，古罗马的一种轿子），与多名助手一并前往。和前辈希波克拉底一样，他会向患者询问各种问题，观察患者和周围环境。当他专注于倾听时，他的助手则会记录患者的病史。在开完药或完成特定的治疗流程后，他又像皇室贵族一样乘坐勒克缇卡离开。

盖伦在罗马的行医经历相当成功，但他经常与罗马城的其他医生发生冲突，贬低他们的医术和为人。很多时候，他当面道了歉，但转身又开始侮辱他的同行。在罗马当了 5 年医学首脑之后，盖伦厌倦了紧绷的节奏和无休止的口舌之争。他决定离开罗马，返回故乡。

　　然而，回到帕加马不久，盖伦又被罗马皇帝马可·奥勒留（Marcus Aurelius）召回罗马。盖伦一共为四位罗马皇帝当过私人医生。他一直住在罗马，直到公元210年左右离世。在生命的最后几年，盖伦撰写和发表了不计其数的著作和文章。他对医学的影响持续数千年。

　　希波克拉底在医学史的重要地位在很大程度上要归功于盖伦的著作。作为一位学习哲学和医学的年轻人，盖伦对希波克拉底的著作推崇备至，认为希波克拉底的理论是实践医学的理想方式。正是这种影响促使盖伦坚持写作，继承并发扬希波克拉底的理论和技术。这巩固了希波克拉底作为医学之父的地位。假如盖伦否认了希波克拉底的理论，或者把其他医生作为理想对象，那么我们现在讨论的医学之父也许就是那个人而非希波克拉底了。如果我们把希波克拉底看作医学之神，那么盖伦就是先知，他把希波克拉底的理论传遍了整个古罗马帝国，以及之后的西方基督教文明。

盖伦通过在罗马城举办"医学表演"来教育大众的方式提高了医生在古罗马社会中的地位。他的专业性、自尊自强和表演才能使医生从"骗子"变成了一个受人尊敬的、收入颇丰的行业。这一影响持续数千年，无论权力如何更替，医生一直受到权力中心的尊重和青睐，并且在社会上拥有突出的、受人尊敬的地位。

盖伦的著作和教义一直被作为医学培训的一部分。直到15世纪，新兴的科学家和医生才开始质疑盖伦的知识和理论。盖伦对医学的理解来自于希波克拉底的著作，他把疾病描述为体液（包括黄胆汁、黑胆汁、痰和血液）的不平衡。尽管如今看来这种理解是非常不准确的，但不可否认的是，盖伦对医学艺术化实践所作出的贡献将被历史铭记。

马承前　译，　特日格乐　杨霖健　校

Two Persian Princes

第 3 章 两个波斯王子

医学，从西方到东方

西方世界的实践医学是由希波克拉底塑造的，并借助盖伦的教义和著作得以传播。盖伦接受了希波克拉底关于医生最理想的医疗实践的诠释，并将其传播到古罗马帝国的许多角落。直到 4 世纪古罗马帝国解体之前，盖伦医学都是无可匹敌且不容置疑的。

2—3 世纪，建于罗马的教堂为穷人提供食物和住所。早期基督教教徒渴望像拿撒勒人耶稣和他的门徒一样为人类服务，因此，西方最早的医院就是从教堂发展出来的。法比奥拉（Fabiola）是早期基督教教徒之一，她建立的医院也被认为是西方早期医院中的一所。她家境富裕，但终身致力于帮助穷人和患者，她的"医院"向所有人开放，并且她会亲自为人们清洗伤口，把患者从街上抬到"医院"并加以照顾。

在基督教兴起期间，盖伦的一些著作和教义正在失去影响力。来自亚历山大埃吉纳（Aegina）的保罗（Paul）医生和作家奥利巴休斯（Oribasius）总结了大部分盖伦的教义。在公元600年，他们的著作赋予盖伦医学另一种生命，并使其在世界各地传播，其中的医学知识百科全书帮助了许多医生。

盖伦的医学把哲学作为其不可分割的一部分，与之相反，西方医学变得僵化和静止。医学的教学和实践成为教会的领域。许多人都能享受到医学带来的好处，但医疗实践的发展却变得停滞不前。医学发展的下一阶段伴随着东方新文明的兴起而开始。

最初在阿拉伯建立的伊斯兰教很快就传遍

了东西方。它向东征服了波斯、印度和马格里布，向西至西班牙南部。它把许多不同的民族和文化聚集在一个具有共同语言的领域里。当西方正处于黑暗时代的阵痛中时，伊斯兰国家开始承担将不同学科的文本从波斯文、拉丁文等翻译成阿拉伯文的工作。阿拉伯语成了传播科学的语言。西方对科学发现不感兴趣，因此许多科学家在西方遭受到不公正的对待。就像之前的亚历山大一样，巴格达（Baghdad）成为了新的知识和科学中心。8—9世纪，科学家翻译了许多医学文献，其中也包括盖伦的著作。胡纳因·伊本·伊沙克（Hunayn Ibn Ishaq）把盖伦的许多著作翻译成了阿拉伯文。东方最早的医院之一建立在伊朗南部的荣迪沙帕尔（Jundishapur）。许多学者和科学家渴望前往的主院设在巴格达。

　　有许多信仰伊斯兰教的医生和科学家对医学的发展做出了贡献，但在中世纪时期，有两位人物的贡献远高于其他信仰伊斯兰教的科学家或任何医生。伊斯兰国家第一个真正的哲学家兼科学家、内科医生是扎卡里亚·拉齐（Zakariya Razi，865—925 年）。他出生在伊朗首都德黑兰附近的雷伊（Rey），年轻时接受训练成了一名音乐家，但他很快意识到音乐家的生活并没有多少回报，无法过上舒适的生活。于是，他将自己的兴趣转移至炼金术上，在他的炼金术生涯中，最大的贡献是发现并提纯了乙醇，并将其用于医学。

9 世纪，科学知识和各类发现受到伊斯兰教领袖哈里发（Caliphate）的鼓励。巴格达变成了学习的中心，医学中心从波斯的君迪沙普尔（Jundishapur）转移至巴格达，许多有抱负的医生也搬到了这里。拉齐就是其中一位前往巴格达磨炼医术的医生。

巴格达名医

虽然在西方，质疑盖伦是被禁止的，但在伊斯兰国家，挑战既有知识和质疑正统正获得许多科学家的支持。科学发现的第一步是质疑证据，而不是接受所有的事实。在此之前，盖伦的教义几乎没有得到发展。他的方法在整个西方和东方被实践了 1000 年，但没有多少创新。拉齐打破了传统，他质疑盖伦。虽然他钦佩盖伦并研究盖伦的许多工作，但同时拉齐也质疑盖伦的方法和关于疾病的知识。拉齐的著作《对盖伦的怀疑》（*Shukuk ala Jalinus*），是我认为他对医学做出的最大的贡献。

　　拉齐向我们展示了，欣赏一个人并向他学习的同时，质疑并最终否定其提出了上千年的"既定事实"是有可能的。他不仅质疑盖伦，还质疑苏格拉底和亚里士多德关于心灵和身体二分法的著作。他是研究心理健康及其在患者整体健康中作用方面的先驱。据报道，伊斯兰国家建立了第一家精神病医院来治疗精神病患者，因为人们认为那些患有精神疾病的人不是疯子，而是有病的人，需要照顾。因此，在伊斯兰国家医疗实践的直接影响下，西方的第一家精神

039

病医院于 1365 年在西班牙建立。

拉齐在巴格达很有名，他的名气使他获得了下一个重大突破。雷伊的总督邀请他回雷伊开一家医院并在那里行医。在雷伊待了一段时间后，拉齐又被哈里发领袖命令回到巴格达开设另一家医院。这家医院的选址非常科学，拉齐把生肉挂在城市的不同地方，而肉未腐坏、保存时间最长的地方即被选作新医院的地点。

拉齐的其他贡献主要在儿科、传染病和眼科领域。其中，他对瞳孔反射和白内障手术进行过描述。可以肯定地说，他是希波克拉底的实践者。他相信科学，但他的治疗方法是以患者为中心的。"书上所写的一切都不如一个有智慧的医生的经验有价值。"这是拉齐对学生的建议。

后来，拉齐患上了青光眼，之后不幸失明了。他在故乡伊朗雷伊度过了生命的最后几年。他的书被翻译成拉丁文和英文，对西方许多医学院校产生了深远影响。

　　在拉齐出现之前，伟大的医生是希波克拉底和盖伦。这两个人都生活在古希腊和古罗马文明的伟大时期。西方世界产生了伟大的思想家和科学家，其中包括亚里士多德、柏拉图和哈尔西德（Halcides）等。在那些历史时期，自由思想和知识论的兴盛是西方社会结构的一部分。像亚里士多德和柏拉图这样的哲学家在他们的时代都是名人，他们经常旅行和演讲。随着古罗马帝国的解体和西方文明的衰落，科学探究和自由思想在西方受到了冲击。正如人类历史上一直存在的那样，人类的好奇本性不会随着统治者的更迭和严格的社会规则而消失。无休止的求知欲只会向一个新的地方迁移。学习和科学的中心从希腊城邦迁移到亚历山大和巴格达。拉齐恢复了伟大的传统，作为医生哲学家从事治疗，同时推进形而上学的争论和炼金术的实验。他为下一个伟大的波斯哲学家兼医生铺平了道路，而这位医生反过来也质疑拉齐，并成为比拉齐更重要的人物。

即使拉齐对医学做出了巨大贡献，在 10 世纪后期之前，盖伦在医学上的地位仍是无人能敌。而此时能与盖伦相提并论的，当属波斯哲学家兼内科医生阿维森纳·伊本·西纳（Avicenna Ibn Sina，980—1037 年），他有着像盖伦一样的聪明才智，并且善于自荐和表演。阿维森纳在自传中讲述了他在波斯领土上的生活经历和冒险经历。他出生在波斯萨曼王朝布哈拉附近（现乌兹别克斯坦），10 岁时就能记住《古兰经》，十几岁时学习波斯和阿拉伯诗歌，并向亚里士多德等哲学家学习。他阅读和研究亚里士多德的形而上学 40 余次，以掌握其原理并试图纠正亚里士多德的一些偏颇。

医生中的哲学家

阿维森纳 16 岁开始学医和研习哲学。在这个过程中，他发现行医对他来说更加得心应手。他也十分擅长把自己的哲学知识运用到医疗实践中。18 岁时，他成为一名合格的医生，并在萨曼王朝的首都发展成为一名技艺精湛的治疗师。该国的统治者努哈·伊本·曼苏尔（Nuh lbn Mansur）曾就他的病情向阿维森纳寻求建议，据记载，在阿维森纳的照顾下，他从一场重病中恢复过来。这是阿维森纳的第一个重大突破，作为奖励，他被允许进入政府的图书馆，那里存放着许多知名学者的著作，他白天行医，晚上则在图书馆学习到深夜。

043

除此之外，这一切也得益于阿维森纳那个身为学者和波斯萨曼王朝高级官员的父亲，作为阿维森纳的启蒙老师，他让阿维森纳在很小的时候就开始接触科学并学习。21 岁那年，随着父亲的去世和萨曼王朝被土耳其军队推翻，阿维森纳决定离开家乡。随后，他在波斯的领土上流浪，也带着自己的经验和医学天赋去过很多地方。他曾在拉齐的出生地雷伊行医。

那段时间，他白天是医生，晚上是哲学家。他会召集他的学生讨论和探索逻辑学、形而上学、天文学等许多学科。历史上的伟人通常具有卓越的能力和力求卓越的天赋，他们定义了这个时期，而这个时期也为他们提供了一个伟大的环境。阿维森纳生活在一个动荡的时代，战争频繁爆发，到处充满着混乱与不可预测，波斯帝国的不稳定迫使阿维森纳四处迁徙。每到一处，他都有机会接触到该地区特有的各种疾病，诊疗经验日益丰富。他卓越的治病能力通过在各地的演讲，以及学生和患者的口口相传被广泛传播。

有一次，他因为与被废黜的统治者交往，被视为国家逃犯而被监禁了一段时间。正是在这段时间里，他发展了"漂浮的人"哲学理论。他认为，如果一个人想象自己悬浮在空中，不与他的身体相连，他仍然可以有自我意识，因此，是灵魂给予物质身体以本质。

当政治和军事动乱平息后，他终于得以撰写大量的哲学和医学著作。他最好的和最重要的著作是《治疗之书》(*The Book of Healing*)

和《医典》(*The Canon of Medicine*)。《医典》
是一部完整的、有条理的医学百科全书，概括
了从古代时期至 10 世纪后期的相关内容，供
后人在实践中应用医学。直到 16 世纪，《医典》
一直是西方医学教育的标准教科书。《医典》取
代了盖伦的伟大作品，成为医学教育的金标准。
在此后的 1000 年里，阿维森纳的《医典》使盖
伦的教义黯然失色，并影响了好几个世纪。

　　阿维森纳在伊朗的哈马丹（Hamadan）去
世，享年 57 岁。他写了大约 450 个不同主题的
条约，其中大约 240 个条约保存了下来。另外，
他大部分幸存的文章是关于哲学的，除此之外
还有 40 部关于医学的文章。他的著作涉及心理
学、天文学和地质学等多个学科，但他对医学
的贡献最为重要，而对哲学的贡献则较少，因
为在西方，伟大的哲学家多如牛毛。

　　医学实践成为文明社会的一个组成部分，
文明社会形成于 5000 年前的美索不达米亚，并
以自己的方式回到中东。医学的进步是沿着伟

大文明的道路行进的。从美索不达米亚到古埃及，再到古希腊城邦，这些地方诞生了希波克拉底和古希腊、古罗马世界，继而盖伦出现了。科学创新的节点经过了亚历山大时期，又回到了伊斯兰黄金时代的起点——中东。当西方处于黑暗时代的阵痛中时，伊斯兰国家保存了希波克拉底和盖伦的教义，并进一步阐述了这些知识体系。阿维森纳的《医典》是伟大的百科全书式的医学著作，耗费作者多年时间编写完成。他的工作收集了从希波克拉底到印度医学的知识，并以一种有条理的、深入的方式向有抱负的医生介绍这些知识。这是中东最后一次在医学发展中发挥关键作用。医学的火炬很快又传递给了伟大的文明，使它重新找到了自己的声音和思想活力。医学进步和科学突破的中心迁移到西方主张基督教的文明，并在那里停留千年，直至今日。

孙宇彤　译，　杨霖健　特日格乐　校

Purification of Medicine of Eastern Influence

第 4 章 对东方文明医学的"纯化"

艺术的医学

古罗马帝国崩溃之后,欧洲大陆陷入混乱,东方的伊斯兰文化却延续了医学教育和进步的传统。拉齐和阿维森纳继承了希波克拉底和盖伦的理论,并将其融入了中东的医学实践。东方文化的一个显著贡献是对精神病患者的治疗,中东建立了历史上第一个治疗精神失常患者的机构。

在阿维森纳之后,中东社会再没能培养出能与他在医学领域的地位和贡献相媲美的人。直到 17 世纪中叶,欧洲还在教授阿维森纳的

《医典》。在黑暗时代，欧洲的医疗和教育仅限于宗教机构。医药成为基督教教徒宗教义务的一部分。基督教教徒把传统的草药治疗、蜂蜜和神圣的祈祷结合起来治疗患者，从而侍奉上帝，履行对上帝承诺的虔诚义务。医学作为一门充满活力的学科，在黑暗时代遭受了摧残，与 1000 年前的盖伦时代相比，其影响力有所减弱。

1100 年，随着意大利萨勒诺（Salerno）第一所医学院的建立，欧洲大陆的医学重新焕发了生机。建立这所学校的是一支拥有多元文化的梦之队，其中包括拉丁人、阿拉伯人、犹太人和希腊人。萨勒诺学校的教师和学者把盖伦的许多著作从希腊文翻译成拉丁文。而盖伦和希波克拉底原先被翻译为阿拉伯文的著作也被重新翻译回拉丁文，同时被翻译的还有信仰伊斯兰教的学者和哲学家（包括拉齐、阿维森纳和胡纳因）的著作。著名的君士坦丁那斯（Constantinus Africanus，1020—1087 年）推动了这些著作的翻译。

　　在人们翻译希波克拉底、阿维森纳等的著作的过程中，一部全面、周详的百科全书诞生了——萨勒诺医学院出版了《艺术的医学》（*Articella*）。这本书结合了希波克拉底、盖伦和胡纳因的著作，成为欧洲大陆医学复兴和教育的基础。在这一过程中，盖伦被基督化，成了基督教医学教育的奠基人。由于盖伦的医疗实践艺术包含了许多希波克拉底的理论和著作内容，希波克拉底再次被默认为医学教育的奠基人。毫无疑问，盖伦再次成为所有真正的医生都应该学习的对象。当时的观念是，一个内科医生应该了解盖伦，并像他那样进行医疗实践。

　　医学的翻译运动和复兴遍及整个大陆，许多城市开设了新的大学，致力于医学教育。1110 年巴黎、1167 年牛津、1181 年蒙彼利埃、1209 年剑桥、1160 年帕多瓦，以及 1222 年和 1224 年的那不勒斯相继成立了大学。其中一些大学授予 7 年的医学学士学位和 10 年的医学博

049

士学位。医学教育以《艺术的医学》和阿维森纳的《医典》为基础，结合大学教授基于这两本书的讲课及见习医生的实践经验。

大学的医学教育不得不与教会和修道院竞争，而教会则对大学持怀疑态度。当时的医院在精神和实践上都是支持基督教的。在这些医院里，阿斯克勒庇俄斯被医药圣人达米安（Damian）和科斯马斯（Cosmas）取代。除了达米安和科斯马斯，每个专科也都有自己的圣人，圣路加（St. Luke）专治一般疾病，圣阿尔忒弥斯（St. Artemis）专治生殖器疾病，圣安东尼（St. Anthony）专治丹毒，圣塞巴斯蒂安（St. Sebastian）专治流行病，圣克里斯托弗（St. Christopher）专治癫痫，圣罗奇（St. Roch）专治鼠疫，圣布莱斯(St. Blaise)专治甲状腺肿大，圣劳伦斯（St. Lawrence）专治背痛，圣伯纳丁（St. Bernardine）专治肺病，圣阿波罗尼亚（St. Apollonia）专治口腔疾病，最重要的圣玛格丽特（St. Margaret）擅长助产。

西方基督教国家在数百年的停滞和衰落后开始复苏，这为由中东文化主导的科学和医学的进步提供了一个开放的空间。求知和求真是人与生俱来的特性，是无法泯灭的。通常，求知欲和好奇心会被滋养这种情感的地域所吸引。欧洲的黑暗时代不利于科学和知识实践的发展。因此，学术的中心转移到中东，在那里继续发展。在第一个千年，中东地区被土耳其人和波斯人之间的敌对所吞没，土耳其人统治了中东。他们把中东大部分地区纳入一个帝国：奥斯曼帝国。

051

然而，蒙古入侵这个前哨事件导致中东社会进入了漫长的衰退时代。1258 年后，巴格达不再是学术中心，并永远失去了它的地位。战争不仅摧毁了许多在巴格达和亚历山大的图书馆，还导致中东医学发展和科学家实验的衰退。

随着 15 世纪印刷机的发明，西方医学取得了巨大的飞跃。约翰尼斯·古腾堡（Johannes Gutenberg）发明的印刷机使西方文明与其他文明拉开差距。图书可以大规模生产并广泛发行，知识传播得更快更广。一场新的运动又逐步将医学的语言带回它的"母语"——希腊语。德西德里乌斯·伊拉斯谟（Desiderius Erasmus，1466—1536 年）是早期发起运动的学者。他将希波克拉底和盖伦的许多原著翻译成希腊文，有人认为他是欧洲医学复兴的鼻祖。现在，盖伦的文本由希腊文而不是阿拉伯文写成，许多追随他的学者也开始用欧洲的语言撰写医书。1525 年，作为欧洲主要印刷厂的威尼斯奥尔丁出版社（Aldine Press）以希腊文出版了盖伦的全集。盖伦和希波克拉底再次成为医学界的名人和巨匠。

对教条的反抗

当盖伦和希波克拉底被欧洲人重新发现的时候，一场旨在抹黑阿维森纳及中东医学的联合行动正在进行中。尼可洛·莱奥尼西诺

（Nicolaus Leoniceno，1428—1524 年）是阿维森纳的批判者之一。他批判了将原本的希腊文翻译成阿拉伯文的做法，认为这种做法改变了某些药物和植物的名称。他含沙射影地指出，这些药物的错误命名会导致给患者配药时发生错误。他认为，与原本的希腊文相比，阿拉伯文本低劣、不雅。他指责阿维森纳在《医典》中败坏了盖伦和希波克拉底的著作。这促使学者们找到了原始的希腊原文本并重新印刷它们，从而绕开阿维森纳的《医典》。15 世纪之前，阿维森纳的《医典》在医学实践和培训方面有着无与伦比的重要性。而 15 世纪和 16 世纪的医学学者却宣称，他们复活了希波克拉底和盖伦，把他们从阿维森纳及其同谋的黑暗和腐败中拯救出来。到了 16 世纪后期，欧洲的医疗实践已经是盖伦主义和基督教的天下，阿维森纳的影响力逐渐势微。

在欧洲，知识分子的觉醒席卷了社会的许多方面。挑战知识权威和教条的风气盛行。一个真正的知识分子的特质是敢于质疑既定的知识。一旦他们认为某一观点不正确，就拒绝接受它。而对科学、医学或政治领域的前辈的尊敬和忠诚被认为是不理智的。当然，最重要的是挑战中世纪最高权威的代表——天主教教会。这些质疑者、挑战者的贡献在这部《复兴：21世纪的美国》（*Resurgence，America in the 21st Century*）中得到了最好的解释。

在西方的崛起中，最重要的人物也许是德国牧师马丁·路德（Martin Luther，1483—1546年）。他最初的理想是成为一名律师，但他对宗教的兴趣促使他进入修道院并成了一名牧师。1508年，他被调到维滕贝格（Wittenberg），在那里担任一名神学教授。他履行宗教的义务但备受精神挣扎。他认为不管他做了多少好事，在上帝眼里都是不够的。直到阅读了圣保罗写给罗马人的书信，看到这句"义人必因信得生"，他才如释重负。他把圣保罗的话解释为：相信和信仰上帝就足以获得新生。救恩是神赐给信徒的礼物，而并不以个人的行为作为条件。得到上帝的救赎只需要信任和信仰。

路德所信仰的上帝教义使某些基督教的做法在他看来是不必要的，甚至是有害的。禁食和其他教会相关的仪式已经过时了，因为在圣经中显示一个人可以通过追求信仰而被救赎。人不需要牧师在人与神之间调解。在其他虔诚基督教教徒的帮助下，他可以自己找到神。路德的教导与天主教的教义相矛盾，破坏了天主教的基本结构。

055

促使马丁·路德向天主教教会挑战的事件是向大众出售赎罪券的行为。在十字军东征期间，前往解放耶路撒冷的士兵因在战场上的奋战而被承诺会获得救赎。行善的观念在上帝的国度里会得到奖赏。然而，有些人由于残疾或其他原因不能参加战斗。他们获得救赎的方式就是为那些参战的士兵的人付出代价。简单来说，就是如果个人无法付出行动支持，便花钱请人替其完成应尽的义务。这种做法对教会来说是如此有利可图，他们便开始倾销赎罪券。天主教信徒所做的任何坏事都可以通过购买天主教教会出售的赎罪券来洗刷，尽管某些行为不符合赎罪券的购买条件，如谋杀。这种做法变得如此腐败，甚至于做出向逝者兜售的行为。如果有人认为他们死去的亲人在活着的时候做错了什么，现在买下这份宽容并赐予死去的亲属救赎还为时不晚。简单地说，天主教教会将救赎货币化了。

1517 年，一名传教士来到德国的威滕贝格（Wittenberg）卖赎罪券。路德认为将救赎货币化的行为是腐败的，违背了基督教的价值观。他在维滕贝格的教堂门上张贴了他的辩论文章《95 条论纲》（The 95 Theses），以此挑战出售赎罪券的做法。马丁·路德发起了新教改革，这大大改变了基督教，并促使它开始进行自我革新。

正是在这种环境下，一个德国人（更准确地说是德国和瑞士混血）开始挑战当时的医疗实践和知识。菲利普·奥列洛斯·特奥夫拉斯图斯·邦巴斯图斯·冯·霍恩海姆（Phillip Aureolus Theophrastus Bombastus von Hohenheim，1493—1541 年）打破了从希腊哲学家和医生那里得来的公认的医学原则。

为了治愈的旅行

当时的医学深受到古希腊哲学家亚里士多德的影响。亚里士多德认为自然界由四种元素组成，即气、水、土和火。他的哲学和著作在古希腊极富影响力。许多哲学家和思想家在不同的学科中采用了他的四要素思想。医学也用这四种物质来解释身体和健康。医学中的这四种元素被称为体液。四气为血、痰、黑胆、黄胆，分别对应气、水、土、火。当这四种体液处于平衡状态时，就会达到健康状态。饮食和其他因素造成这四种体液之间的不平衡则会引起疾病。医生的职责是研究这四种体液是如何受到影响的，并使它们恢复平衡，以治愈患者。盖伦接受了健康的四体液理论，拉齐和阿维森纳传播了同样的理论，并重新引入西方。近2000年来，这种关于健康和疾病理论在医学界占主导地位。

年轻的菲利普（Phillip）是奥地利南部一位当地医生的儿子。他在当地一所教授采矿和金属分析（如金、汞和铁）的学校学习。他早年接触采矿和金属的经历塑造了他的哲学和对人类疾病的理解。他很小的时候就离开家乡去旅行，从经验而不是从课本中学习。他游历欧洲，上过许多大学，但对任何一位教授都没有好印象。他经常嘲笑教授们的信仰和做法。他是流浪学生中的一员，四处旅行，通过向"理发师"和吉普赛人学习获得经验。除了欧洲以外，他还游历了俄国、埃及、阿拉伯和君士坦丁堡。在旅途中，他被鞑靼人囚禁，两次在战争中成为军医。他想了解大自然及塑造人类和环境的力量，在普通人的身上寻找真理，并认为从他们身上学到的东西比任何名牌大学的教授都多。他的业务和行为举止都是杰克逊式的，作为一个被大学录取的普通人，他拒绝了大学里的科学和对人性的理解，而在普通人中找到了智慧。

在他旅行过程中，他给自己取了个绰号叫"帕拉塞尔苏斯"（Paracelsus），意思是在塞尔苏斯（Celsus）之上，后者是在 1 世纪受人尊敬的古罗马医学作家。他认为自己超越了当时已有 1000 多年历史积累的医学知识。他提出了一种替代人类健康体液理论的人体构成学说，认为硫、盐、汞等化学物质是人体的组成部分。这种解释是革命性的，并与主流的观点相冲突。他激进的行为和对科学的教条主义信念使他在医学界声名狼藉。1524 年回国后，菲利普成为瑞士巴塞尔大学的讲师。他邀请社会各界人士参加他的讲座，这种行径使同时代教职员工极为惊愕。如马丁·路德一样，他开始用德文而不是拉丁文写医学条约和教科书、发表演讲等。

他被拿来和马丁·路德比较，但他抗拒这种比较，强调自己的独特性，而非社会潮流的追随者。直到去世，他都是天主教教徒。他激进的作风和对医学界的挑战使他桀骜不驯的行为别具一格，这也是马丁·路德所倾向的。他希望建立一个医学上的新开端。1527年，他将大学医学教育的圣经——阿维森纳的《医典》和盖伦的著作在大学门口烧毁。在他之后，医学界出现了严重分裂，不同的学派竞相发难。阿维森纳阐述的亚里士多德－希波克拉底－盖伦对人类疾病的阐述被彻底地挑战，"帕拉塞尔苏斯"触动了这一"医学大楼"的坍塌。盖伦和阿维森纳失去了影响力，但希波克拉底的影响仍然存在，并一直延续至今。

盖伦和阿维森纳被批判和淘汰，部分源自他们对疾病和人类健康的科学部分的锱铢必较。随着新知识的发现，一些错误的理论变得过时甚至无关紧要。在16世纪之前的医学教育中，盖伦和阿维森纳的著作占据重要地位，却在其

后则失去了显赫的威望，甚至在 20 世纪 90 年
代的医学教育中都没有被提及。到了 21 世纪，
它们已经完全从医学教育中消失了。然而希波
克拉底强调的职业道德和专业精神是永恒的，
因为其强调的医学品质永不过时。诚实、同理
心和关爱患者在今天同样重要。像 1 世纪的盖
伦一样，希波克拉底在今天的医学界仍享有很
高的声望。

　　帕拉塞尔苏斯的重要性在于做出挑战当时
医学界的能力和决心。然而，他自己对人体和
健康的推理和解释就像四大元素理论一样是错
误的，而且比流行的知识更加教条。他绝对不
是适合在医学领域做科学探究的人。他的工作
和科学方法缺乏清晰的思维，行动方式也不利
于合作，任何与他观点相悖的人都会被驳回。
尽管他死后也有追随者，但他留下的思想遗产
并不长久，因为他的理论是在人类探索发现的
巨轮即将开始前所未有的"奥德赛之旅"之前提
出的。

061

启蒙时代的医学

在启蒙时代开创科学进步的重要的思想家和发现者很少。他们的发现并没有在理解人体或疾病过程中发挥作用，而是开启了一个新的知识领域。在中世纪的科学家中，伽利略·伽利莱（Galileo Galilei，1564—1642 年）和牛顿（Newton，1642—1727 年）是最重要的两位。有趣的是，牛顿出生的那天正是伽利略去世的日子。牛顿研究并阐述了伽利略的运动定律，并吸收了哥白尼（Copernicus，1473—1543 年）和开普勒（Kepler，1571—1630 年）两位科学家的著作，成为科学发现的无可争议的巨人。

另外一位被视为现代科学之父的中世纪思想家是笛卡尔（Rene Descartes，1596—1650 年）。他是科学家，更是一位哲学家。在他一生中经历了两次个人悲剧，他的母亲在他 1 岁时去世，而他唯一的孩子也在 5 岁时夭亡了。他从小由外祖母抚养长大，大学期间在欧洲游学。他在拉费切（La Fleche）的一所耶稣会学院学习。在写作和宣扬自己观点的时间里，他十分谨慎，并未对深受亚里士多德影响的教会学说发起挑战。而当他了解到伽利略是由于日心说的观点受到教会的谴责与迫害时，他便推迟了《世界》（*The World*）的出版。

笛卡尔有着奇特的信仰和生活习惯：在大多数时间内，他通常会睡到中午；他喜欢搬家，不论是城市之间，还是同一城市内。例如，在荷兰逗留期间便多次搬家。正是在频繁搬家的过程中，他写成了一些伟大的作品。这些作品使用法文，而非帕拉塞尔苏斯那样使用拉丁文，这使他的思想和观点更容易被大众阅读和学习。他对科学的巨大贡献在于把真理与确定性区分开来。在那个时期，真理由教会掌握，深受亚里士多德思想的影响。他开始说服自己相信一些确定无疑的事情，首要任务便是证明自我的存在而非梦境。他认为自我进行的寻找答案的思维活动可以证明自我的存在。因此，他的著名谚语"我思故我在"在后世广为流传。

他达到确定性的方法是得出一个基于确凿证据的结论，因此，任何怀疑论者都无法质疑它。他在《方法论》（*Discourse on Method*）一书中提出了一种寻求确定性的方法。

1. 不接受任何不清晰、不自明的观点。

2. 把一个问题分成尽可能多的部分来解决它。

3. 从简单到复杂开始解决问题。

4. 沿着这个过程，反复检查工作，确保推理上不存在漏洞或失误。

他用这个方法来解释人体生理学。不幸的是，他在解释人体方面的成果并不像他得出公正结论的方法那样持久。他提出人体是由物理学控制的。人体就像一台机器，在机械原理下运作。心灵和身体的结合形成了人类，这种结合发生在松果体。这是他在没有太多证据时提出来的笼统想法。笛卡尔的方法在理论上是严格的，但缺乏实践。他的思想有一个致命的缺陷，认为不进行思考的动物没有灵魂，因此可以对其进行活体解剖。这种动物无痛觉理论直接导致他多年的动物虐待行为。笛卡尔的机械生理学和帕拉塞尔苏斯提出的化学解释一样是错误的。但笛卡尔为进一步研究人体的终极解释开辟了道路，医学从这里开始迅速向前发展。

在《学习的进步》（*The Advancement of Learning*）一书中，弗朗西斯·培根（Francis Bacon，1561—1626 年）讲述了一门以实验和观察为基础的新科学来挑战教会，但笛卡尔以一种不挑战教会的方式开始了质疑和检验。他坚信人类应该信仰上帝，否则道德便失去了根基。他相信，人类如果面对真理，就会表现出与他同时代的同事托马斯·霍布斯（Thomas Hobbes，1588—1679 年）相反的道德行为。霍布斯认为，人类是需要被胁迫和管理的有罪群体。

笛卡尔应邀前往瑞典去教导女王克里斯蒂娜（Queen Christina），即使在寒冷的冬天，他也在早上 5 点钟开始讲座，但他仍然不能习惯早起。在 53 岁那年，他因肺炎去世。笛卡尔对医学的重要贡献不在于科学发现，而在于实验和探究的方法论。他质疑了当时主流知识体系，提高人类对身体的理解，同时又不冒犯占主导地位的道德权威。医学在不断改变，对人体的认识也不断更新。亚里士多德 – 盖伦的医学理论开始从医学教育中淡出，取而代之的是一系列处于启蒙前期的理论发现。

孙宇彤　译，　马承前　特日格乐　校

Enlightenment

第5章 启蒙运动

医学终成科学

医学起源于古代，随着时代的发展，传统医学实践也随着不同地区的文明发展而迭代，但其核心始终是缺乏科学依据的宗教哲学。在古代，许多疾病的主要治疗方法是放血。盖伦建议从病变区域的同侧放血，而阿维森纳则主张从病变组织的对侧放血。以今天的标准来看，这两种方法都是完全错误的，不仅毫无用处，在许多情况下，甚至会对患者产生致命伤害。在几个世纪的文明之后，到了16—17世纪，放血疗法开始在医生中引起激烈的争论。

当盖伦的理论在医学实践中的地位逐渐根

深蒂固时，巴拉塞尔士（Paracelsus）、笛卡尔和培根通过倡导科学方法和新思想，开始了对传统医学实践的攻击。然而，与 1600 年前的盖伦一样，他们的观点也并不那么正确。巴拉塞尔士关于人体的化学理论和笛卡尔关于人体的机械理论一样，都是错误的。他们敢于挑战当时公认的医学理念和人体解读，这一努力值得肯定，但在改变医疗实践方向方面收效甚微。

医学转变为科学学科是医学研究人员、观察人员和临床工作者共同的功劳。这些人没有依靠前人理论或哲学思考提出缺乏基本证据的假设，而是参与了患者的日常诊疗。第一个真正开启人类生理学和解剖学之路的是解剖学家安德拉斯·维萨利斯（Andreas Vesalius，1514—1564 年）。

维萨利斯出生于比利时布鲁塞尔，在勒芬天主教大学学习，后来进入帕多瓦大学（University of Padua）向波斯医生拉齐学习。帕多瓦大学有着古老的人体解剖传统，在这里他对尸体解剖产生了兴趣，而且不像其他主治医生依靠助手进行解剖，他亲自进行这项操作。他很快意识到盖伦对人体解剖结构的理解是不准确的。因为盖伦的人体解剖学是以动物解剖为基础的——在古罗马人体解剖不被允许，而人类的身体与其他动物物种不同。

1315 年，意大利医生蒙迪诺·德·卢齐（Mondino de Luzzi，1270—1326 年）首次完成人体解剖。随着人体解剖成为许多医科大学课程的一部分，维萨利斯有机会在人体解剖领域崭露头角，并且开始重写"人类对人体的理解"。他公开质疑盖伦的解剖学，并在 1543 年出版了他的开创性著作《人体器官图书馆》（*De humani corporis fabrica libri septem*），又名《人体构造》（*Fabrica*）。《人体构造》是人体手稿和插图的结合，维萨利斯亲自到威尼斯监督这些图纸的绘制，以确保它们的准确性。

维萨利斯勇于把他在解剖过程中看到的东西记录并发表出来，这使他在人体解剖学方面做出了巨大贡献。之后，随着英国医生威廉·哈维（William Harvey，1578—1657 年）在医学上的一次重大科学突破，人类对生理学的理解迈出了重要的一步。哈维与维萨利斯在同一所学校（帕多瓦大学）接受医学教育，此后回到英国行医。他不仅是国王的御医，还在英国开了一家享誉盛名的医疗诊所。与他同时代的英国哲学家有弗朗西斯·培根和托马斯·霍布斯。哈维是亚里士多德思想的追随者，但他的发现是更加科学的。

在他的发现被公开以前，人类血液循环学是由盖伦解释的，但就像维萨利斯的开创性工作质疑了盖伦的解剖学一样，哈维也质疑了盖伦的血液循环理论。曾经，盖伦关于血液循环的解释有许多不足之处，没有人对其提出质疑或加以纠正。盖伦的理论认为，血液在肝脏中产生，充满心室，通过孔洞从右心室流向左心室。这个理论和他的许多解释在今天看来是完全错误的，但它是合乎逻辑的，16 世纪以前医

生都将之奉为真理。哈维首先指出了盖伦循环
理论的不足之处。例如，他并不认为血液会在
肝脏中不断产生。哈维解释说，通过测量左心
室输出量可以推测出，如果这么多的血液都在
肝脏中持续产生，会给人体造成巨大的压力。
他做出了以下假设：血液从右心室开始在体内
循环，通过肺部回到左心室，在收缩期间，血
液从左心室被泵入全身，最后回到右心室。静
脉中有一个单向阀，确保血液单向流回心脏。
相比之下，盖伦认为心脏的活跃期是在心室扩
张（称为舒张期）期间，随着心室的扩张，血
液回流入心脏。

　　哈维正确地指出，动脉中的血液从左心室
流向各组织，然后回流入静脉，此时瓣膜发挥
功能使其回到右心室。他在一名男子的手臂上
扎上止血带，发现血液不能流到他的肢体末
端。然后他松开止血带，因为静脉的弹性不如
动脉，这时动脉已经打开，但静脉还保持闭
合，他观察到此时静脉中也充满了血液，因此

血液是从动脉流向静脉的。这个过程是如何发生的，哈维并没有解释，直至后来被发现。1628 年，哈维发表了他的开创性著作《动物解剖练习》（*Exercitatio anatomica de motu cordis et sanquinis in animalibus*）。在维萨利斯和哈维发现的连续打击之下，盖伦的影响力迅速降低。让·里奥兰（Jean Riolan，1580—1657 年）带领的盖伦派医生试图反驳哈维和他的发现。因为他们意识到，一旦盖伦的血液循环理论受到质疑，那么整个盖伦医学体系就会面临崩溃。哈维的大多数发现后来都被研究人员所证实，而血液从动脉流向静脉的机制则是被医学史上最伟大的发明之一 ——显微镜所发现的。

显微镜的发明与贡献

可以说，是显微镜的发明将医学实践带入了一个真正科学的领域。在使用显微镜之前，医生无法通过肉眼观察到实体血管，只能推断出某些机制。例如，哈维通过他的演绎能力推理出血液从动脉转移到静脉，但他无法解释血液是通过何种机制进入静脉的。只有显微镜才能通过观察毛细血管提供明确的证据。

显微镜的发明可以归功于许多人。然而，到底是谁最初发明了这种工具一直存在争议。大多数文献将显微镜的发现归功于两位荷兰眼镜制造商：扎卡瑞斯·詹森（Zacharias Janssen）和他的父亲汉斯·詹森（Hans Janssen）。他们将多个透镜组装在同一个镜筒中，发现镜筒另一边的物体看起来比它们实际的尺寸大得多。在 16 世纪，与其说上述装置是一种科学工具，不如说它是一种新奇的、令人着迷的玩具。

直到安东尼·范·列文虎克（Antonie van Leeuwenhoek，1632—1723 年）通过对透镜进行更多抛光，从而对显微镜进行了系统改良，这一仪器这才开始发挥科学方面的作用。他用这种精密的显微镜观察细菌和原生动物。这标志着医学从哲学层面发展到宏观解剖学层面后，进一步进入微观层面。英国科学家罗伯特·胡克（Robert Hooke，1635—1703 年）出版了第一部关于利用显微镜观察物质的伟大著作。他的《显微术》（*Micrographia*）用插图对显微镜下的非生物体和生物体进行了生动的说明，他还利用显微镜检查生物组织，开启了医学的实验室阶段。

意大利科学家马塞洛·马尔比基（Marcello Malpighi，1628—1694 年）长年使用显微镜进行研究，他借此解释了解剖学和生理学，还被许多人誉为组织学之父。他通过显微镜观察并描述了许多不符合亚里士多德 - 盖伦医学理论的解剖结构，当然，他的理论也不乏批评者。但他坚持认为，显微解剖学在医学实践中至关重要，即使在当时，这些发现并没有给患者带来任何明显益处。他发现了毛细血管，并证明了哈维早期的观察结果，并进一步推翻了盖伦的理论。他没有被批评者吓倒，而是继续描述着各种各样的结构，如味蕾、肾小管和肾小球

（肾脏的过滤单位）。

　　帕多瓦大学的解剖学家乔瓦尼·巴蒂斯塔·莫加尼（Giovanni Battista Morgni，1682—1771 年）进一步推进了组织学研究。他通过尸检来描述致命性疾病导致死亡的原因，这促进了一门新的学科诞生——病理学。他的开创性著作《疾病的位置与病因》（*De Sedibus et Causis Morborum per Anatomen Indagatis*）在未来成为病理学家的必读书籍。在宏观解剖学和微观显微镜水平上对尸体进行检查衍生出大量关于疾病发生过程的知识，也促进了未来新的治疗方式的发现。

　　在启蒙运动时期，科学迅速发展，但医学实践中对疾病的治疗方法仍然不足。医学实践在发生变化，新科学也在日常临床实践中找到了发挥作用的方式。桑托里奥（Santorio Santorio，1561—1636 年）是帕多瓦大学的另一位毕业生，他对医学的发展做出了巨大贡献。他对新科学中的物理学非常感兴趣，希望把它纳入他的日常医学实践中，于是他发明了体温计和测量脉率的钟摆。他的另一个天才发明是一个大到可以在上面睡觉、吃饭和工作的体重秤。他记录了自己每天的体重，并注意到自己在进食、排便和睡醒后的体重变化。他对医学的巨大贡献是坚持、准确地记录这些结果，从而将统计学引入了医学实践。他在 1614 年出版了《医学统计方法》（*De Statica Medicina*），这部著作成功地将数学科学融入进医学的领域之中。

当桑托里奥对患者进行数字记录时，皮埃尔·查尔斯·亚历山大·路易斯（Pierre Charles Alexandre Louis，1787—1872 年）也将试验引入了医学领域。他来自法国，是一名善于治疗肺炎和肺结核的医生，他还研究了用放血法治疗肺炎的可行性，将患者分成不同的组，并在不同的时间进行放血，以记录放血对疾病的影响。尽管他的临床试验样本很少，但他被认为是第一个向医学中引入比较分析的人。顺便说一句，这个不幸的医生自己也死于肺结核，他关于放血的研究并没有帮助到自己。

临床实践的开创

在医学的科学维度开始成形时，临床实践也在迅速发生着变化。先驱者和思想家向这一领域引入了一些新的元素，这些元素至今仍在医疗实践和教学中应用。

奥地利医生利奥波德·冯·奥恩布鲁格（Leopold Auenbrugger von Auenbrugg，1722—1809 年）发明了叩诊，并将其作为一种诊断技术。因为肺等器官内存在空气，他便将我们的身体比作一面鼓，如果用手指敲击肺部区域，身体就会发出像击鼓一般的声音，但如果肺里充满了水，声音就会变得很沉闷。他的这项技术发表在《新发明》（*Inventum Novum*）一书中，但随着 X 线、超声波和 CT 的广泛使用，他的技术失去了地位。

077

在当时，奥恩布鲁格的发明并没有引起医学界的轰动。但几年后，拿破仑一世（Napoleon I）的内科医生让尼古拉斯（Jean-Nicolas Corvisart des Marets）使用这种叩诊技术来评估肺和心脏功能，并进行了推广。他的一个学生雷奈克（René Laennec，1781—1826年）对精确地评估肺和心脏功能十分感兴趣。在雷奈克5岁时，他的母亲死于肺结核。因为他的父亲无法照顾他们，年幼的雷奈克便和他的兄弟搬去叔叔家住。幸运的是，他的叔叔是南特斯（Nantes）大学医学院的院长。雷奈克跟随叔叔的脚步，成了杜普特伦实验室的一名医生。杜普特伦（Guillaume Dupuytrenn，1777—1835年）因开创治疗手掌挛缩的外科技术而闻名。

在那里，雷奈克向科维萨（Corvisart des Marets）学习了叩诊和听诊的技巧。当时，肺部听诊的做法是将耳朵放在患者的胸部来听他们的心肺音。雷奈克意识到这会让人很不舒服，尤其是对女性患者来说，而且不太实用。他设计了一种仪器，使得医生在进行心肺听诊时可以和患者之间留有空间。他的仪器是一个中空、木制、可以传声的单根管道，可以把胸腔的声音传到医生的耳朵里。于是，听诊器就这样诞生了，200 多年来，听诊器一直是世界各地医生的象征性符号和工作伙伴。几年后，木管被塑料管取代，听筒也演变成了双耳式。雷奈克最后死于折磨他母亲和许多患者的结核病，享年 45 岁。

在法国大革命和拿破仑战争的动荡岁月里，并非所有医生的发明都像杜普特伦和雷奈克的发明那样伟大。在雅各宾党（Jacobin，法国大革命时代的激进民主主义者）制造的大清洗期间，约瑟夫 - 伊格纳茨·吉约坦（Joseph-Ignace Guillotin）博士发明了令人闻风丧胆的著名的恐怖武器——断头台。它以前在英国被使用过，是吉约坦医生通过在医院里进行尸体实验完善了它。他还协助通过了一项法律，要求通过"机器手段"执行死刑。一直到 1977 年，断头台还是一种执行死刑的工具。

在启蒙运动时期，医学教育主要是让学生阅读书籍，以及聆听教授的讲座。因为荷兰医生赫尔曼·布尔哈夫（Hermann Boerhahave，1668—1738年）的影响，医学教育从学生自行阅读书籍转变为由教师在床边传授临床经验。他是莱顿大学的教授，不仅推广了床旁教学，还可以说是第一个伟大的临床教师。学生从欧洲各地远道而来，在他的患者床边向他学习，他的教学方法被他的学生带到其他主要的医学中心。他尝试收集、整理当时已知的医学知识，就像阿维森纳在700年前所做的那样，并在1708年出版了《医学原理》（*Institutiones Medicae*），1709年出版了《疾病认知与治疗箴言》（*Aphorisma de Cognoscendis et Curandis Morbis*），这些书之后都被医生所广泛阅读。

布尔哈夫并不是这一时期唯一提倡床边学习和观察艺术且不是新科学的人。在布尔哈夫之前，托马斯·西德纳姆（Thomas Sydenham，1624—1689年）就强调床边学习胜过阅读书本。

西德纳姆并不相信解剖学和病理学这些新科学。他强调，了解疾病的最好方法是在患者的床边进行观察，就像希波克拉底在 2000 年前所做的那样。西德纳姆博士对床边学习的重视对布尔哈夫产生了很大的影响。因为这两个人，即使在新科学日新月异、取得众多突破的时候，临床医学也没有黯然失色。他们所重视的床边学习具有非常重要的意义，因为医学是一门科学与临床互动、融合的艺术。

081

伽利略的后继者

毫无疑问，启蒙运动时期医学教育和新发现涌现的中心是意大利。正如你所注意到的，大多数有重大发现的伟人都是在帕多瓦大学进行学习的。值得注意的是，那个时代伟大的意大利科学家——伽利略·伽利莱，他的科学发现对他的同行及其他学科的科学家都有很大的影响。桑托里奥受到伽利略的启发，开始测量人体的温度和重量，并收集数据。马塞洛（Malpighi）和乔瓦尼（Morgagni）受到启发，也开始通过观察人体组织来探索身体的奥秘，就像伽利略用望远镜观察天空来揭示宇宙的奥秘一样。像伽利略这样的一群人，他们的智慧和活力使历史的轨迹转向了一个新的方向，把人们带到了一个更新的、更光明的地方。很快，这个卓越的医学中心就开始影响到了北方的法国、荷兰和英国，最后又影响到了德国。

　　历史上，我们经常发现，可以改变疾病过程、对人类产生直接且可衡量利益的重要发现往往不是基于科学实验，也不与医生或大学机构有关。一位名叫玛丽·沃特利·蒙塔古（Mary Wortley Montagu，1689—1762年）的英国女性也许是启蒙运动时期医学领域最重要的非医生人物，她的贡献可以说是那个时期最伟大的，因为她减轻了大众的痛苦，对社会的贡献立竿见影。玛丽小姐出生在英格兰的贵族家庭。她在父亲设立的家庭图书馆自学了文学、拉丁语和其他科目。在她达到适婚年龄时，她父亲为她安排了一桩合适的亲事。但她却拒绝了父亲的建议，嫁给了国会的辉格党成员爱德华·沃特利·蒙塔古（Edward Wortley Montagu）。蒙塔古在1716年接任了驻奥斯曼帝国大使的职位。玛丽小姐陪同她的丈夫来到君士坦丁堡（现伊斯坦布尔），并在土耳其定居下来。她不仅非常漂亮，还有非凡的智慧和魅力，是一名有着丰富作品的作家。她很喜欢社交，喜欢学习新的文化，结交新的朋友。她对当地女性的生活很感兴趣，因此经常参加她们的活动。在她的书中，描写了大量她在伊斯坦布尔的真实经历。

帝国与天花

天花是一种传染病，它折磨着所有人，无论是富人、穷人、农民还是贵族。英国的玛丽女王（Queen Mary，1662—1694年）和法国的

路易十五（Louis XV，1710—1774 年）都死于
这种疾病。因为在英格兰染上天花，玛丽小姐
的美貌受到了影响。她对伊斯坦布尔秋季女性
聚会上的某种仪式很感兴趣。在 1717 年 4 月 1
日，她写信给她的朋友莎拉·奇斯韦尔（Sarah
Chiswell），讲述了自己的经历：

> "我要告诉你一件事，关于对一种疾病的
> 建议，相信我，它会让你恨不得到这儿来。
> 天花，在我们中间如此致命，如此普遍，
> 但在这里却完全无害，因为当地人发明了
> '接种天花'这种方法，这是他们给它命名
> 的术语。每年秋天，在酷暑消退的 9 月份，
> 就有一群老妇人来做这个手术。人们互相
> 询问，看看家里是否有人想接种天花。他
> 们为此举行聚会，当他们见面时（通常是
> 十五六个人），那些老妇人就会带着一个装
> 满了天花病毒的坚果壳，问你想做哪条血
> 管。你指给她后，她就会用一根很粗的针

迅速扎破血管（不会比常见的划伤更让你痛苦），并把针尽可能深地刺入血管，进针深度取决于她的针头长度。在拔针后，她再用事先准备好的坚果壳裹好针孔，再用同样的方式接种 4 条或 5 条血管。

很多迷信的希腊人会在额头中间、两臂、两胸前各刺出一个伤口，做出十字架形状的记号，但是这样接种的效果很不好，因为这些伤口只能留下很小的瘢痕。而那些不迷信的人则选择在腿上或胳膊上隐蔽的部位接种。孩子们或年轻的患者（大部分在 30 岁以下）在接种这天的其余时间里都会在一起玩，一般直到晚上 8 点钟，他们都非常健康。然后，他们会开始发热，一般需要卧床 2 天，很少超过 3 天。3 天过后，他们就像健康人一样了。在天花流行期间，他们接种疫苗的地方仍然会有溃疡，但相比天花本身的病痛来说，这已经是取得了很大的缓解。每年都有成千上万的人接受

085

这种手术，即使法国大使说，他们接种天花只是为了转移注意力。你可以相信，我对这个试验的安全性非常满意，因为我打算在我亲爱的小儿子身上试验一下。我有足够的爱国精神，将会不辞劳苦把这项有用的发明带到英国，使它流行起来。我一定会特别写信给我们的一些医生，如果我认识他们中的任何一个人，并认为他有足够的道德，能够为了人类的利益而牺牲一笔可观的收入。因为这种治疗疾病的方法对他们太有利了，他们不应该暴露出任何的私欲，而应该担负起结束这一切病痛的重任。如果我能活着回来，我将鼓起勇气和他们一起作战。"

玛丽女士解释了在奥斯曼帝国接种天花的做法，那里没有欧洲那么多天花患者。回到英国后，玛丽小姐让查尔斯·梅特兰（Charles Maitland）医生给她的孩子接种了疫苗，并提倡这种做法。最初，接种是在死囚牢房中进行的，这些死囚最后都从天花疫情中幸存下来并被释放。后来，乔治二世（George Ⅱ）和他的女儿们也接种了疫苗，这种做法开始在群众中得到接受。

牛痘之父詹纳

下一个伟大发明来自英国乡村医生爱德华·詹纳（Edward Jenner，1749—1823 年）。他在家乡格洛斯特（Gloucestershire）练习接种天花疫苗。他注意到那些和牛一起工作的农民没有患上天花。虽然牛也感染了类似的疾病，称为牛痘，但一旦它们感染了人类，这种病毒并不强到足以致命，但患者会对人类更致命的天花病毒产生免疫力。

1796 年，詹纳给 8 岁男孩詹姆斯·菲普斯（James Phipps）接种了挤奶女工萨拉·内尔姆斯（Sarah Nelmes）的牛痘脓疱。男孩出现低热，但很快就康复了。6 周后，詹纳医生给男孩接种了天花病毒，男孩没有出现天花的任何症状。詹纳在 1798 年发表了他的发现——《关于天花的病因和影响的研究》(*An Inquiry into the Causes and Effects of the Variolae Vaccinae*)，立即引起了广泛关注。于是，用较弱的病毒代替天花疫苗的做法传遍了欧洲和美洲，使天花死亡率大幅下降。要知道曾经在英国，天花流行最严重的时候，10% 的人口死于这种疾病。接种疫苗的实践确实改变了人类历史的进程，人类第一次战胜了一个生物敌人。

19 世纪初，医学在思想和方法上取得了重大进展。随着每一项新的科学发现诞生，人类对疾病的理解就会更加深入，旧的思维方式已不可继续，主导医学思想和实践的三大哲学思想被粉碎。最初的亚里士多德 – 盖伦哲学受到了强烈的批评，其原理与新科学并不相容。另外两种试图取代亚里士多德 – 盖伦哲学的相互竞争的哲学，因科学的快速发展而失去了吸引力，很快也被摒弃了。巴拉塞尔士的化学哲学由于其不准确性和创始人的粗暴性格而短命。笛卡尔的机械理论，其中还包括动物没有灵魂就没有痛觉的错误命题，被查尔斯·达尔文（Charles Darwin）的进化论彻底颠覆。达尔文的进化论表明，人类与其他动物的联系更紧密。启蒙时代之后，医学将按照科学指引的方向发展，但没有人确定它会走向何方。无论好坏与否，医学已经开始失去它的哲学性与艺术性，逐渐蜕变成了一门科学。

薛子璇　译，　郭　萌　孙宇彤　校

Pasteurization of Medicine

第6章　巴氏消毒法

治疗技术的革新

17 世纪和 18 世纪的医学在科学发现方面有了巨大的飞跃。人们对人体解剖及其生理功能的认识在 19 世纪初达到了前所未有的高度。维萨利斯和后来的格雷（Gray）（著名的《格氏解剖学》的著者）对人体进行了解剖，并对细节进行了生动、全面的描述。显微镜让科学家和医生能够更仔细地观察尸体，摩尔加尼（Morgagni）对大量尸体进行了解剖工作，这为医学的发展提供了大量的知识基础。然而，所有这些发现都未能给患者带来更好的结局。这正是启蒙运动时代的巨大窘境和令人失望之处。

治愈疾病的承诺从未被兑现。放血疗法仍在临床中常用，流行病和传染病仍在欧洲肆虐，国王、王后和他们的臣民仍死于传染病。

引进对土耳其家庭疗法进行改良的天花疫苗是一个例外，这使得天花的传播显著减少。医学的巫术性质仍然存在。医生虽然知道某些疾病是如何发生的，但仍缺乏明确的证据，也无法将新发现的知识转化为有效的治疗方法。新技术（叩诊）和新发明（听诊器）帮助医生取得了很大进步，能够更好地做出诊断，并恰当地判断预后（希波克拉底擅长的领域），但治疗方法仍源于古代医学。

正是发现疾病如结核、霍乱等传染病病因的过程，引发了疾病治疗方法的革命。在寻找下一步治疗方法之前，正确地了解人体是非常必要的，但在伽利略和牛顿等科学家解释更复杂的问题的时代，这一过程的进展令人沮丧。

19 世纪初，医学的中心向北迁移到了法国。意大利的医学之光逐渐衰落，而法国正成为新的医学科学中心。当时法国正是革命和战争的时期。法国脱离君主制独立起来，宗教在许多机构中失去了重要地位。19世纪的法国医学变得不再那么基督教化，而是更世俗化，对新想法的新态度也正在法国形成。新的思想，尤其是与过去看法相反的思想，在社会各个教派中变得十分著名且大受欢迎。

在这种环境下，路易斯·巴斯德（Louis Pasteur，1822—1895年）出生在法国侏罗省（Jura）的一个制作皮革的家庭中。他早期受到的教育并不能预示他有成为科学家的能力。最初，他的专业是哲学。多次考试失败后，巴斯德在1845年获得了科学硕士学位。当巴斯德花费大量时间在实验室而不参加考试时，他最大的贡献逐渐来临。

认识巴斯德革命的主题是非常重要的。疾病的病因（尤其是传染病发生的原因和过程）始终争论不休：引起传染病的物质是体内自发形成的，还是来自外界。有证据表明，外界物质进入人体并导致传染病的发生。通过观察中世纪黑死病、梅毒、天花等流行病的流行过程，大多数医生和平民相信传染病具有传染性。许多科学家推测传染病是由外界因素引起的。然而，没有人能明确地证实这一点，而且实验结果有时是矛盾的。

当时，人们相当关注乳制品和肉类的腐败过程。一些科学家相信，并且最终有研究证明，乳制品和肉类的腐败过程是自发的，并没有外界因素的参与。当然，也有可能这些实验是在非无菌的环境中进行的，而细菌找到了进入这些食品的途径。通过显微镜，科学家可以看到食品周围蠕动的活的生物体，并将它们称为小动物或微生物，但没有人将这些生物与实际的疾病联系起来。

巴斯德最初的实验研究聚焦于酒石酸晶体及其性质上。后来他的兴趣从化学转移到生物学，专注于活的物质而非固有物质。巴斯德认为生物学的大部分答案都在实验室，并相信自

093

已能解决这些问题。巴斯德最终被任命为里尔（Lille）的教员。他开始研究发酵的过程，将糖变为酒精，用于葡萄酒和啤酒的生产，以及防止牛奶变酸。4年后，巴斯德移居巴黎，继续研究发酵过程。

了解发酵在啤酒和葡萄酒酿造过程中的作用对理解巴斯德的研究具有重要意义。酿造啤酒和葡萄酒的发酵工艺已经存在了几千年。酿酒时，先将葡萄压碎，然后再制成酒。将葡萄酿成酒的过程必须添加酵母，从而将糖转化为酒精。同样，酿造啤酒时，也要将酵母加入大麦汁，以起到相同的作用。最初，人们并不认为酵母是一种有生命的物质，而认为酵母是一种能诱导糖产生酒精的化学物质。

与巴斯德同时代的法国人坚信发酵的过程就是借助化学物质发生的化学过程。巴斯德则认为发酵过程源于一种活的微生物。移居巴黎后，巴斯德开始了一系列关于糖发酵为酒精的实验。到1861年，他已有坚实的证据证明生物参与了发酵过程，他证实发酵需要一种活的生物（啤酒酵母）来产生酒精。巴斯德还证实这些生物有时可以在没有氧气的环境中生存，因此它们是厌氧的。他正确地观察到，当酵母暴露在空气中时，溶液中糖的发酵减少。空气抑制了酵母的活性。

　　然而，巴斯德对发酵过程的解释未能对日常生活或酿酒产生显著影响。到那时为止，巴斯德正确地解释了人们进行了几个世纪的发酵过程。其下一个突破性进展则是解决了葡萄酒变酸的问题。酿酒在法国是项大生意。酿酒师不得不与葡萄酒变酸所造成的损失做斗争。巴斯德为解决这一谜题所做出的努力使他有了一个重大发现，而这一发现影响了数百万人，至今仍有意义。

　　巴斯德在实验室里证明在酿酒的过程中，不同的微生物产生乳酸而非酒精，正是其产生的乳酸使葡萄酒变酸。他分离出了一种微生物，即醋生膜菌，并认为这种微生物正是使葡萄酒变酸的罪魁祸首。如果能够将酿酒溶液中的这种微生物消除，那么葡萄酒就不会变酸。在进行了一系列实验后，巴斯德发现将溶液加热到60℃可以消除这些有害的微生物，从而防止葡萄酒变酸。用于葡萄酒的巴氏消毒法由此诞生，后来又用于牛奶和啤酒。这一发现对人们而言与发明疫苗同样重要。变质的食物和牛奶是人们患病的主要诱因，因为牛奶是人们的主要食品，尤其是儿童的主要食品，而对食物进行简单的加热就能有效地消除疾病。

下一个挑战则是解决腐败问题：肉类和肉汤的腐败。当时人们普遍认为腐败是由自发产生的微生物所致。巴斯德对引起腐败的微生物是自发产生的这一观点产生了质疑。当时，菲利克斯·波切特（Felix Pouchet）等科学家进行的实验为微生物是自发产生的这一观点提供了依据。巴斯德指出，这些实验并非是在最佳条件下设计和执行的。他从根本上质疑了这些研究的准确性和可靠性，而他的研究简单且令人信服。

　　巴斯德通过实验证实空气中存在引起肉类腐败的活的生物体。他设置了多个装有溶液的烧瓶，并对这些烧瓶进行加热以达到灭菌的效果。这些有着长长的天鹅颈的烧瓶能够防止空气中的微生物进入烧瓶，因而烧瓶中的液体不会变质。然而，暴露在空气中的烧瓶，因为细菌进入其中，其中的液体会变质。这些实验得到一个结论：空气中存在微生物是导致溶液变质的原因。巴斯德的其他实验还表明，将加热过的空气加入烧瓶，溶液也不会变质。

　　确定空气中的微生物导致了腐败的发生后，巴斯德进一步扩展了实验。他提出的下一个问题是：这些讨厌的微生物在空气中是否均匀分布。为此，他设置了一系列装有液体的烧瓶，将其加热以杀死微生物，然后将这些烧瓶放在城镇的不同地方，其中包括一些高海拔地区。结果发现，放在海拔较高地方的烧瓶中细菌的数量比海拔低的烧瓶少。因此，这些微生物在空气中的分布并不均一。

巴斯德通过葡萄酒、啤酒、牛奶的发酵和酸化过程，以及关于肉汤腐败过程的实验，开创了疾病的微生物理论。他坚定地证明了微生物是导致疾病的原因，并提出了预防的方法。1878年2月19日，巴斯德成功地在法国医学院展示了传染病的微生物理论。从此，医学领域出现了一门新的学科：微生物学。在造成了许多痛苦之后，对这些新的微生物的治疗将改变整个人类的历史。

巴斯德的研究和科学发现同样具有商业价值。他开始着手解决影响商业利益的问题，他的研究带来的副产品也对人类有益。巴斯德关于微生物是疾病起源的重大发现开始用于解决葡萄酒的酸化问题，又进一步发展为至今仍对人们至关重要的牛奶消毒技术。

巴斯德迎来的下一挑战是鸡群中流传的霍乱，这一疾病给法国农民带来了巨大的灾难。坚信传染病的微生物理论，巴斯德开始试图为农民解决这一关键问题。他给鸡注射了培养了几周的霍乱弧菌，观察到这些小鸡没有发生任何变化。几周后，他给这些小鸡，以及之前未注射过霍乱弧菌的小鸡再次注射了新培养的霍乱弧菌。然后观察到，先前注射过霍乱弧菌的小鸡并未患病，而此前没有注射过霍乱弧菌的小鸡则发病了。这一实验与英国的詹纳进行的牛痘实验类似。

　　再后来，巴斯德致力于解决炭疽热问题，这是一种牛会感染且具有高度传染性的疾病。炭疽热对人类也有影响，但没有达到炭疽热在牲畜间的流行程度。将炭疽热从牛身上消除，也能给牲畜主人带来经济利益。炭疽具有很强的传染性，在田间也能存活很长时间，以致从未接触过感染动物的动物也能感染炭疽。炭疽持久的存活能力及其隔离受感染的动物后依然能传染牲畜的能力始终是医生面临的难题。德国著名科学家罗伯特·柯赫（Robert Koch，1843—1910 年）在田间发现了引起炭疽的芽孢杆菌及其耐热孢子。巴斯德利用柯赫获得的知识，对芽孢杆菌进行了实验，并通过减弱芽孢杆菌研发出了疫苗。

挑战凶恶的狂犬病

就像盖伦等其他医学界的表演家一样，巴斯德将自己的发现进行了公开展示。巴斯德给24只绵羊、6头牛和1只山羊注射了他发现的减毒疫苗。对照组选取相同数量的动物，不注射减毒疫苗。2周后，研究者对所有实验组动物注射一种更强的减毒疫苗。第二次注射后2周，研究者给所有动物注射能引起炭疽毒株。4天后，对照组（未接种疫苗）的绵羊和山羊都死亡了，牛也感染了炭疽，而注射组（接种过疫苗）的动物都很健康。巴斯德的公开试验取得了巨大的成功，这确立了他杰出科学家的地位，使得他在全世界范围内声名远扬。

在炭疽中的发现是一项巨大的成功，巴斯德也借此取得了公众对基于牲畜进行公共卫生研究的关注。紧接着，巴斯德开始着手解决影响人类健康的另一种疾病：狂犬病。通过研究炭疽，巴斯德了解到，通过减弱有害微生物的作用，并将其注射到健康的微生物中，可以使机体形成有效的免疫力。第一步始终是找到致病微生物，在实验室中消除其有效性，不令其引起感染，同时使其有足够的效力，以培养生物体对毒株的免疫力。狂犬病的问题是，当时可用的显微镜无法观察到病毒，因为狂犬病病毒只能通过电子显微镜观察到。然而，巴斯德无法获取电子显微镜，他花费数小时在实验室寻找致病微生物，但没有取得任何突破。

通过在兔子身上做实验，巴斯德制作出了一种无毒的狂犬疫苗。实验过程中，巴斯德发现狂犬病毒的潜伏期很长。他进一步在狗的身上验证这一发现，狗咬伤人类正是狂犬病毒的主要传播方式。巴斯德给 23 只狗每天注射 1 次狂犬疫苗，疫苗的浓度逐渐增加，持续 14 天。同时，19 只狗作为对照组，不注射疫苗。2 周后，他将所有狗都暴露在狂犬病中，23只接种疫苗的狗中没有一只患狂犬病，而对照组的19只狗有13只患狂犬病。巴斯德再一次取得了胜利，其作为先驱科学家的地位也进一步提高。

由于狂犬病影响人类，医生们对巴斯德治疗狂犬病的方法产生了兴趣。巴斯德指出，狂犬病的潜伏期很长，因此可以在出现症状之前进行治疗。1885年7月6日，属于巴斯德的时刻来临了，他要在人类身上试验他的发现。9岁的约瑟夫·梅斯特（Joseph Meister）被疯狗咬伤，他的医生向男孩的父母介绍了巴斯德可能可行的治疗方法，毕竟巴斯德是唯一做过狂犬病相关实验的人。巴斯德并未错过这一实验和展示的机会。他给这个男孩连续14天每天接种毒性越来越强的狂犬疫苗。男孩接种后没有产生任何接种的不良反应，也没有患上狂犬病。巴斯德对另一个男孩也尝试了相同的治疗，该男孩也没有罹患狂犬病。

巴斯德在宣传和展示其实验方面的天赋赢

得了整个大陆的认可。成千上万的人接受了狂犬病治疗，巴斯德的这一治疗方法很快得到了认可。然而，巴斯德没有经过适当的训练就行医受到了许多人诟病。他并不是一名医生，而是科学家。许多其他科学家认为，用于人类的治疗应在训练有素的医生的监督下进行。然而，这些批评并未影响巴斯德在公众中上升的声望、认可与称赞。他所取得的成就受到同胞们的尊敬。1888 年，巴斯德研究所成立，巴斯德也继续在这一以他的名字命名的研究所中工作。8 年后，巴斯德去世，葬在这所研究所中。

　　与巴斯德同时代的科学家讨厌他，因为他们认为巴斯德是一个追求公众关注的人，他的发现是为了获得最大的认可和关注，而并非为了寻求真理。他是为了名声，而不是为了科学发现。巴斯德被指控他的实验看起来有说服力，但事实并非如此。一些科学家认为他隐藏了一些不支持他的主张的数据。当然，历史上的伟人也不是没有争议的。巴斯德的观点和与他同时代的其他科学家的主流观点是相悖的，不论是运气使然还是自己的智慧，巴斯德均证明其他科学家错了。巴斯德的名言是，"在观察的领域，机会（或好运）只偏爱有准备的头脑"。保持顽强的态度，巴斯德把每一次挑战都当作一次机会，并充分利用它们。当小小的梅斯特来到巴斯德家门口恳求接种疫苗时，许多人可能会因为没有受过正规的医疗训练而拒绝。但巴斯德热切地钻研治疗方法，对患者和对他自己来说都是最佳的结果。如果患者遭受了不可挽回的损伤或死亡，历史就会不同了。正如巴斯德所说，命运只眷顾有准备的人。是的，巴斯德先生，的确是。

医学的转变

巴斯德的成果和发现标志着医学的转变。他足以证明实验室工作和研究可以对医学实践产生重大影响。医学的先驱者通常是医生，他们治疗患者，并涉猎哲学和人体科学。非医生几乎不具备为医疗实践提供有用信息的能力，但巴斯德单枪匹马开创了医学的实验室时代。从那一刻起，医学的开拓者们来自实验室，而非临床。那些想要在医学实践中取得巨大进步的医生不得不花时间在实验室里，以在职业生涯中取得突破。

渐渐地，实验室工作也成了医学生医学教育的一部分。实验室的经验变得和床旁教学一样重要。重大的医疗中心开始将实验室工作与患者护理中心结合起来。未来的医疗中心不仅是临床医院，也是强大和先进的实验机构。

在过去的 200 年间，实验室中的先辈们确实为医学带来了重大突破。显微镜下观察使医生对人体生理有了基本了解，结合化学和生物物质来治疗患者，这给医学带来了一场彻底的革命，直接影响了人类的寿命。在人类文明的最初 5000 年中，医疗实践几乎没有变化，人类的预期寿命从 30 岁略微提升到了 45 岁。最近的 200 年间，人类的预期寿命从 45 岁直接增加到了 78 岁，而在日本等一些国家，预期寿命更是增加到了 80 岁。巴斯德是这一学科中第一个对人类经验这一里程碑做出重大贡献的人。牛奶的巴氏消毒法使无数儿童免于感染传染病。他在免疫接种方面的开拓性工作使许多人免于过早死亡。巴斯德的腐败实验也说服大众彻底加热食物，并把食物盖起来，保护食物不受空气中的污染物污染。他提出的细菌引起疾病和传染病理论（微生物理论）改变了医生对人类疾病过程的理解。巴斯德的工作直接引起了医学领域的变化，如约瑟夫·李斯特（Joseph Lister，1827—1912 年）的无菌术。巴斯德的工作引发了医学科学的一系列事件，这些事件最终引起了 20 世纪初医学史上最伟大的发现之一：青霉素的发现。

郭 萌 译， 薛子璇 孙宇彤 校

The German Precision

第7章 "德式"精确

从个人研究到实验室研究

在路易斯·巴斯德取得巨大成功并因其开创性的工作而声名鹊起之后，其他国家的科学家也纷纷开始向往这种由实验室工作所带来的声望和民族自豪感。法国东部的一个国家彼时正在努力建成下一个伟大的实验医学中心。德国政府通过向科学家提供资金和便利以促进他们进行科学发明，帮助他们拓展新的通过实验室研究的领域。

从微观层面上来看，实验室工作获得了巨大的回报。德国工业革命对这些从事实验室工作的先驱产生了莫大的帮助。在早期的实验室工作中，最重要的仪器是显微镜。一个国家如果拥有全世界最好的显微镜和相关设备，便会比其他国家更具有优势。在实验室里，伟大与平庸的工作最大的区别就在于仪器的精确度和结果的准确性。巴斯德之所以能够在没有那些精密仪器的情况下仍然取得很多成就，是因为他的人格魅力和坚韧不拔的精神弥补了设备上的不足。

德国研究者的经历则与巴斯德不同，他们更着重于精确度和准确性。他们的设备远远优于其他国家的实验室，这种优势使他们可以获得更好的成果和更新的发现。卡尔·蔡司（Carl Zeiss，1816—1888 年）抓住了这个机会，致力于通过精确的工业生产使德国的实验室变得更优秀。

卡尔·蔡司先是努力成为伟大的机械师弗里德里希·克尔纳（Friedrich Körner，1778—1847 年）的学徒。在耶拿当了 4 年学徒后，蔡司辗转欧洲各地，最终定居于耶拿，开始为实验室里的科学家修理精密仪器。他非常精通这项工作，在修理了一些显微镜之后，他意识到自己可以把它们做得更好。他制造的显微镜比竞争对手的产品价格更便宜，用途更广泛，因此深受科学家的喜爱。此后，他制造了一种更好、更通用、更便宜的显微镜，极大促进了这种设备的广泛使用，并使其成为常规医学教育的一部分。直到今日，蔡司的公司仍在运营，目前依旧可以生产世界上最好的手术显微镜、放大镜和光学透镜。

德国通过在全国范围内大力推进研究实验室工作及蔡司等制造的精密设备，将显微生理学和解剖学纳入医学教育，使德国成为世界上首屈一指的拥有医疗服务提供者和研究人员的大国。医学发现和医学突破的中心从法国转移到了德国。实验室研究工作在这里发展到了很高的水平，这一结果使得各国争相效仿。从此，医学的先驱不光是在诊所，同时也在实验室里。

德国的医学先驱

约翰尼斯·彼得·米勒（Johannes Peter Müller，1801—1858 年）是德国早期的医学先驱之一。他开创性地使用显微镜，率先对眼睛和耳朵等感觉器官进行研究。他培养了许多学生，激励他们进行医学研究，鲁道夫·魏尔肖（Rudolf Virchow，1821—1902 年）便是其中一名。在那个时代，魏尔肖出生于一个农村家庭，他风趣幽默，才华横溢。起初，他在德国接受高等教育课程，当时他的理想是成为一名牧师，还完成了阐述他的个性及人生目标的论文，名为《充满工作和辛劳的生活不是负担，而是祝福》（*A Life Full of Work and Toil is not a Burden but a Benediction*）。虽然他从学习圣经中发现了自己的责任感和使命感，但他很快意识到自己不会在神职方面出类拔萃。因此，他最终选择了医学作为自己的职业，并于 1843 年毕业于柏林大学。

　　受米勒和其他使用显微镜来解释人体复杂性的科学家们的启发，魏尔肖开始从事这一领域的研究。通过研究遗体标本，他建立了一种结构化的尸检方法。他不仅研究了尸体的大体解剖结构，还进一步研究了器官的微观结构。他发现疾病可以从多个方面对解剖产生影响，如 Virchow 淋巴结的出现预示着恶性肿瘤的早期阶段。因为这些发现，他被尊称为现代病理学之父。

　　魏尔肖在细胞层面的研究成果更为重要，这些成果可以用他的一句名言来概括："每个细胞都是由另一个细胞产生的。"他通过观察细胞水平上的病理变化发现了癌细胞。此外，他相信许多人类疾病都可以在细胞水平上发现，他对组织显微检查的重视，是医学开始在研究中广泛应用这项检查的一个因素。自此，组织学和病理学开始成为医学和医学教育的标准科目。

　　魏尔肖的其他发现也有很多，如解释了肺血栓栓塞，在结缔组织及骨骼中发现了髓磷脂等物质，发现了白血病这一血液系统疾病。此外，他还发现了人类和动物传染病之间的联系，并且是第一个使用"人畜共患病"这一术语的人。他是使德国医学地位提高的主要人物之一，在德国成为医学科学领导国家这一过程中做出了巨大贡献。但是，像许多伟人一样，他的一些理论也会被新的发现所推翻。魏尔肖曾经对巴斯德所提倡的细菌理论的一些观点提出过反对意见。他认为感染的出现是因为宿主已经患病，是细胞水平出现的紊乱使宿主变为易感者，微生物的存在是次要的。虽然这一观点在癌细胞中适用，即内部功能紊乱导致细胞增殖和功能障碍，但在感染性疾病的情况下，细胞功能在致病生物体入侵之前是完全正常的。时间证明巴斯德的细菌感染论是正确的。此外，魏尔肖还反对伊纳兹·塞梅威斯（Ignaz Semmelweis，1818—1865年）提出的防止感染的洗手操作。而在1847年，塞梅威斯发现在对患者进行手术或检查前洗手可以降低其死亡率。魏尔肖还驳斥了查尔斯·达尔文在 1858 年发表的轰动当时科学界的进化论。魏尔肖认为智人是由猿类进化而来的观点是荒谬的，认为这破坏了社会的道德结构，是对人类道德基础的攻击。但是在后来的生活中，他慢慢改变了自己对进化和自然选择的态度。不过，他希望有足够的证据来证明这一点，但因为证据的缺乏，他接受进化论的整个概念相对困难。

魏尔肖的贡献不仅仅是在实验室和医院中。他同时还是一名社会改革者，在哲学和宗教背景下，他总能看到医学实践的社会和道德层面。1848 年，他被普鲁士政府派往西里西亚去研究斑疹伤寒的暴发情况。虽然他没有成功地控制住疫情，但他对那里的景象和人们的生活条件感到震惊。他认为，他们的健康状况不佳是社会地位低下的结果。贫穷和疫病与他假设的任何医学因素一样，是造成这种流行病的主要原因。通过研究，他得出社会转型将有助于人民健康状况的改善这一结论。他认为，好的环境和足够的财富会很大程度上改善他们的健康状况。他把健康等同于社会地位，开创了一门新的医学学科——社会医学，并且明确表示：医学是一门社会科学，政治只不过是大规模的医学。医学，作为一门具有社会性的人类科学，有义务指出问题，并尝试从理论上解决问题。政治家、实践人类学家必须找到解决问题的方法。

他为推进医学的发展积极投身于政治。他创办了一份名为《医疗改革》（*Medical Reform*）的期刊，并表示"医生天然具有为穷人发声的属性"。在德国总理奥托·冯·俾斯麦（Otto von Bismarck，1815—1898 年）重塑德国医疗体系的过程中，他倡导的社会和福利改革发挥了关键作用。但是，在魏尔肖批评俾斯麦的军事预算后，他们两人闹翻了。俾斯麦并不喜欢这种批评，并提出要挑战魏尔肖。据说，魏尔肖很明智地拒绝了，但他提出用两根香肠为赌注与俾斯麦决斗，一根很美味，另一根掺有毛线虫幼虫。但事实上，香肠决斗并没有发生过。

微生物学之父

还有一个举国闻名的德国人是罗伯特·科赫，他是巴斯德的对手，是一名内科医生和微生物学家。获得医学学位后，科赫在普法战争中担任外科医生。在战争期间，炭疽是一种地方病，他通过实验室工作，很快发现该病的病因，并首次分离出一种致病微生物——炭疽杆菌。他意识到，引起炭疽的微生物的孢子可以保持休眠状态，并且可以转换为活跃状态从而感染人类或动物。巴斯德利用科赫的发现开发了这种疾病的减毒疫苗。值得注意的是，科赫对炭疽杆菌的发现使得人类第一次验证了某种病原体与特定疾病直接相关，从而证明了疾病的细菌理论。巴斯德比科赫年长，因而他的发现受到了更多的关注，但科赫也在微生物学这一新学科中进行努力。随着科赫逐渐获得学界的认可，他开始给微生物学这门新科学带来新的秩序和纪律。他介绍了一套在任何微生物引起感染时必须遵守的原则。

1. 所有感染病例中必须有微生物存在。

2. 微生物必须可以从宿主中分离出来，并在培养基中生长。

3. 将来自培养基的微生物引入健康和易感动物会引起疾病。

4. 微生物应可从新宿主中分离出来，并且必须与引起感染的原始微生物相同。

他将这种原则引入微生物学的研究中，并开始在实验室中培养细菌和其他病原体。因为有先进的显微镜，他们能够比其他实验室更好地分离出致病微生物。他尝试用各种培养基来培养细菌，最初是用马铃薯片，然后是将琼脂（一种海藻提取物）加在由理查德·朱利叶斯·佩特里（Richard Julius Petri，1852—1921 年）制作的培养皿中。

科赫创立的分离病原体的方法给人类带来了重大发现。他在 1882 年分离出了长期以来给人们带来巨大痛苦的微生物，即导致肺结核的结核分枝杆菌。他在柏林生理学会阐述了自己的发现，并迅速跻身于精英科学家和知名医生的行列。

新的挑战也随着科赫的声名鹊起而来。在他发现结核分枝杆菌的第 2 年，霍乱在埃及肆虐，他被派往那里调查疫情，以防止疫情蔓延至整个欧洲。由皮埃尔·保罗·埃米尔·鲁（Pierre Paul Emile Roux，1853—1933 年）领导的法国研究小组巴斯德团队也在那里寻找解决方案，他们的重点是动物模型，而科赫研究的是被感染的人。在今天，我们已经知道霍乱通常只会感染人类，因此基于动物的研究是毫无结果的。科赫分离出了这种疾病的病原微生物——霍乱弧菌，他不仅证明了这种细菌可存活于人类的肠道中，还证明了它是由污染的水携带进入人体的。这一发现促使了用水管理和净化方面的公共卫生改革。

科赫和他的学生们还发现了许多引起其他感染的微生物，其中包括肺炎、伤寒、脑膜炎、梅毒、麻风病等。随着这些引起感染的微生物被迅速发现，人们对治愈这些长期困扰自己的疾病抱有很高的期望。就像巴斯德成功地治疗了狂犬病一样，人们期望能更快地发现治疗方法，但这并没有实现。然而，白喉是一个例外。白喉是一种肺部疾病，可引起剧烈咳嗽、呕吐，有时可导致窒息。德国科学家分离出引起白喉的细菌，并通过多次实验顺利研制出抗毒素血清，并于1891年成功地给一名患儿服用。随着患儿的康复，抗毒素的产量也持续增加。这种做法在欧洲和美国得到了认可。虽然，抗毒素血清出现了一些问题——它可引起某些反应，如发热、皮疹，偶尔也会引起死亡；但是，抗毒素血清的出现依然是利大于弊的——白喉导致的死亡显著减少。

科赫在德国建立了一个专门研究传染病的

研究所，回到实验室去寻找当时最难治愈的传染病（肺结核）的治疗方法。在成功地分离出了致病微生物后，他离最终的目标只有一步之遥，那就是找到一种治疗肺结核——这种给大众造成沉重痛苦的传染病的方法。1890 年，在柏林的一次医学会议上，科赫宣布他发现了治疗肺结核的方法，这种疗法可以成功地阻止分枝杆菌在试管和体内的生长。

科赫获得了巴斯德式的认可和荣誉，其中包括柏林市的表彰、凯泽授予的红鹰大十字勋章，并成了当时的风云人物。他开始用他的秘密疗法治疗患者。1 年后，许多患者接受了科赫的治疗，但结果证明这种方法没有效果，有时甚至会对患者的生命造成威胁。人们对科赫的治疗提出强烈的反对。在种种压力下，他透露出，秘密药物是从杆菌中提取的甘油。他之前多风光，现在人们就有多么憎恨他。因此，他离开德国去了埃及。此外，他还犯了其他错误，导致肺结核的进一步蔓延。而且，他的动物结核病不能传染给人类（反之亦然）的结论也被证明是不正确的。

但是，他对结核病的一些研究对其他正在寻找治疗方法的科学家很有帮助。最终的结果是，法国的科学家证明了牛结核病和人类结核病在某种程度上是相似的，并且会相互传染。他们通过对牛奶进行巴氏消毒法来防止牛结核病传播给人类。随后，他们成功地研制出了卡介苗。最初，卡介苗仅用于动物；最终，它得以应用于人类。卡介苗的重大突破来自科赫一直想要超越的一个中心：巴斯德研究所。

科赫最终因其在微生物学方面的研究和开创性的工作获得了认可。他的徒弟们也发现了许多引起其他感染的细菌及微生物。除此之外，德国科学界还完善了血清疗法，科赫研究所也开发了更多的抗毒素。1905 年，科赫被授予诺贝尔生理学或医学奖。他虽然没有超越巴斯德，但作为一个安慰奖（有些人会认为是更高的奖），他被授予 21 世纪的最高荣誉，即在谷歌上拥有关于他的搜索条目。

在19世纪，德国通过将医学引向微观层面，对医学做出了巨大贡献。人类在细胞水平上对人体功能的认知是推动医学向新的方向发展的动力。在 19 世纪的德国，这方面的突破数不胜数。除了本章提到的伟人，还有许多其他的科学家在微观层面上发现了人体的其他功能，如莱比格（Leibig）和亥姆霍兹（Helmholtz）。德国科学界在探索医学新领域方面的表现十分突出。20 世纪初的德国无疑是医学创新的中心。其他立志成为伟大医疗中心的国家也纷纷效仿德国的模式。

约翰斯·霍普金斯大学的建立

在美国，第一个伟大的医疗机构是仿照德国机构建立的，他们致力于研究和发现。美国慈善家约翰斯·霍普金斯（Johns Hopkins，1795—1873 年）捐款建立了以他的名字命名的机构，致力于以德国机构为基础进行研究。随着约翰斯·霍普金斯大学的成功，美国的其他中心开始仿效约翰斯·霍普金斯模型，这种模型本质上其实是德国模型。

一个跨越大西洋的新世界正在形成，这个新世界雄心勃勃，决心在包括医学在内的许多领域赶超欧洲的成果。19世纪的医学属于德国，只有像巴斯德这样打破德国对科学发现的垄断的少数人才是例外。随着新世纪的到来，欧洲面临着许多挑战。欧洲领导人的误判让这片大陆陷入了战争和混乱。欧洲不再是科学进步的中心。这个头衔属于西方的新国家——美利坚合众国。

特日格乐 译， 孙宇彤 郭 萌 校

The Age of Fleming

第 8 章　弗莱明的时代

药物的转折

19 世纪是药物发展史上的转折点，行医的性质和要领有着翻天覆地的改变。19 世纪的大量发现使得以前亚里士多德 – 盖伦关于生理学和解剖学的尝试变得荒谬。巴斯德、科赫及他在德国的学生们彻底改变了人们对疾病的理解方式，尤其是感染性疾病。20 世纪以来，疾病的微生物理论被广泛接受，宗教哲学学派在医学思维中失去了地位。相比以往，医学变得更加以科学和实验室为基础。

尽管这一时期有众多突破和发现，但疾病的治疗方法仍然不够理想。治疗天花的疫苗、巴斯德的免疫疗法及用于牛奶消毒的巴氏消毒法都有效地促进了人类对特定感染的预防和治疗，但是仍然没有出现对于绝大部分感染都有效且简便可及的治疗方法。科赫所谓的结核病"奇迹"疗法引发的"灭顶之灾"让许多科学家再次变得谦逊，这提醒了所有人，人类历史的克星——具有感染性的微生物，仍在与人类的博弈中占据上风。

人类的历史和文明总是与微生物有着密不可分的关系。感染性疾病对人类历史有着巨大的影响，使人们感到束手无策。不论是皇家贵族还是平民百姓，都同样会被微生物感染。虽然在 19 世纪有了许多伟大的发现，但在 20 世纪早期，正如小卡尔文·库里奇（Calvin Coolidge Jr.）的故事所言，微生物仍然是人类不容小觑的敌人。

一个国家正在欧洲的东部崛起，并且重新定义了政治、政府与人民之间的关系。20 世纪 20 年代的美国是一个正在崛起的创造了许多里程碑的大国：怀特（Wright）兄弟通过发明飞机征服了地心引力；电力的发明重新定义了家庭和夜晚；随着汽车的大量制造和生产，人们的出行方式正逐渐从乘坐马车转变为驾驶机动车。在美国，20 世纪 20 年代是一个令人振奋的时期，人们的生活方式正在发生快速的转变。而在这一时期，这个充满活力的国家的领导人正是"沉默的卡尔"——卡尔文·库里奇总统（Calvin Coolidge，1872—1933 年）。

125

库里奇总统是一个谦逊的人，他寡言少语，很少与全国人民分享什么故事。但他的统治风格是非常具有原则且强势的，他领导美国度过了一个伟大的 10 年。在 1923 年 8 月 3 日，前总统哈丁（Harding）在办公室死亡，库里奇宣布担任总统。在入住白宫后，库里奇一家在 1924 年 6 月 30 日拍摄了一张家庭合照。这张合照里面有库里奇的两个儿子，分别是 18 岁的约翰（John）和 16 岁的小卡尔文，而小卡尔文正是库里奇总统最喜爱的孩子。

拍摄完这张家庭合照以后，两兄弟前往白宫的网球场进行了一场兄弟之间的比赛。在比赛中，小卡尔文没有穿袜子，导致他的一个脚趾起了水疱，两兄弟早早地结束了这场比赛回屋休息。但几天过后，小卡尔文脚趾上的水疱却不见好转，反而逐渐加重，最终发展为全身感染。他突然开始发热，并出现了败血症。

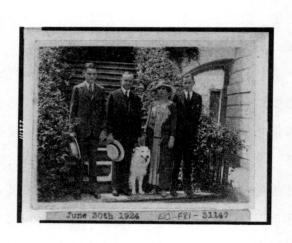

在 1924 年 7 月 3 日，小卡尔文被转至沃尔特里德军事医院，由美国最顶尖的医生进行救治。不幸的是，在 4 天的住院后，即 1924 年 7

月 7 日，小卡尔文——这位美国最有权力的总统的小儿子死于足趾感染。这距离他们一家在白宫拍摄这张充满欢乐的照片仅仅 7 天。第一家庭的一位成员因为一株细菌而死亡。这是人类最致命克星——微生物的又一次胜利。

应对灭顶之灾

只要人类还生活在地球上，感染性微生物就会造成痛苦和死亡。小卡尔文的感染最有可能由金黄色葡萄球菌所导致，这种细菌可以在人类的皮肤上存活、繁殖，可通过开放性的伤口导致感染、败血症，甚至死亡。不论是对几千年前的尼安德特人（Neanderthals），还是对 20 世纪早期的智人（Homo sapiens）来说，金黄色葡萄球菌都一样致命。一旦感染开始发展，多年来人类在抗感染方面的治疗几乎没有什么进展，因此一旦感染开始发展就很难控制。尽管手卫生在一定程度上可以预防感染，但一旦机体被感染，最终结局如何在当时只取决于机体的自然防御情况。

非传染性疾病对于个体而言是有害的，甚至是致命的，但它却不会造成群体事件，反而是传染病对于被感染的个体和社会而言危害更大。当文明出现以后，人类开始驯服和圈养动物，人们居住得更加紧密，传染病也因此变得更加普遍和致命。随着城市逐渐建立起来，人与人之间，甚至距离遥远的国家之间的商业贸易开始逐渐发展，毁灭性的传染病大流行的时代开始了。

以罗马皇帝查士丁尼一世（Justinian Ⅰ）命名的查士丁尼瘟疫发生在公元 541 年。来自埃及的老鼠将瘟疫带到这个国家的首都君士坦丁堡，导致了灾难性的死亡。在疾病最严重的时候，君士坦丁堡每天约有 5000 人死亡。这种流行病的蔓延导致了君士坦丁堡 40% 的人（约有 2500 万人）死亡。这场瘟疫就是历史上首次被记载的由鼠疫耶尔森菌引起的腺鼠疫暴发。

　　然而，在近 900 年后的中世纪，腺鼠疫再次肆虐欧洲。这时候的城市比之前更大，商业更为发达，这一疫情的第二次暴发也被载入了史册。这次瘟疫对欧洲的社会、经济和医疗的影响是历史上任何事件都无法比拟的。在疫情蔓延的 4 年（1347—1351 年），至少有 7500 万人死亡（当时世界人口约为 4.5 亿）。据估计，欧洲有 30% 以上的人在这 4 年中丧生。作者在《复活》（*Resurgence*）一书中对其进行了很好的总结。

　　一个悲剧性事件成为一个文明复兴的催化剂是十分不幸的，但没有人可以否认这次瘟疫对欧洲人民的影响。1347 年，一艘热内亚人的船只进入西西里海岸的墨西拿港口。人们惊恐地发现，船上绝大多数的人都已经死亡，而活着的人身上有巨大的、黑色的疖。这些活着的人都伴有发热、谵妄，皮肤上有伴随渗血、流脓的黑色疖疮，因此这一疾病又被人们称为黑死病。发现船员的这般情景后，这艘船被要求立即离开港口。然而为时晚矣，这一疾病开始在欧洲大陆迅速传播并造成了 2000 万人死亡，这是当时欧洲 1/3 的人口数量。

这一疾病由杆菌引起，通过空气在人与人之间传播。当时的人们并不了解这种疾病是如何传播的，因此人们只能开始回避彼此。医生拒绝接诊患者，邻居间停止社交，人们从城市逃往农村。一些人认为这一疾病是上帝对社会种种罪恶的神圣惩罚。因此，为了摆脱瘟疫，获得上帝的宽恕是十分必要的。

经历了大大小小的疫情后，地球上的人口数量已经逐步得到控制，人们始终与传染病和非传染病保持联系，相互斗争。虽然最具破坏性的鼠疫大流行是由细菌引起的，但其他重大传染病则是病毒性的，如 1918 年的西班牙流感、HIV 和安东尼瘟疫（最有可能是由天花引起）。这些传染病比人类之间的任何战争都更具破坏性，世界上最具破坏性的战争，如第二次世界大战（约有 5000 万人死亡），但它都远远不及黑死病给欧洲和世界造成的死亡人数，其估计有 1 亿多人死亡。如果人们能攻克其中任何一个传染源，如细菌感染，都将有利于人类的生存和扩张。

攻克细菌的探索始于巴斯德。在研究炭疽杆菌时，他注意到，当把另一种细菌加入到培养炭疽杆菌的溶液中时，这种被加入的细菌会停止生长。一种微生物与另一种微生物竞争，剥夺了其生长和繁殖所需的东西。这种微生物作用于另一种细菌的作用被称为抗生作用。生命有机体像士兵一样破坏另一种更强效的细菌，这是寻求治疗感染的方法的第一步。

尽管巴斯德和科赫为细菌学的研究做出了巨大贡献，但最大的突破和影响还应是苏格兰微生物学家亚历山大·弗莱明（Alexander Fleming，1888—1955 年）做出的，他在伦敦圣玛丽医院工作。在第一次世界大战期间，弗莱明致力于研究士兵的伤口，他研究的重点是预防感染。他意识到，某些药剂破坏了伤口的自

131

然防御，但却不影响感染伤口的细菌。某些广泛使用的用于冲洗伤口的药物可促进进一步感染，而不是预防感染。1921 年，他获得了首次重要突破——存在于泪液和黏膜液中的溶菌酶可杀死某些特定细菌，但溶菌酶的强度不足以杀死更强效的细菌。

弗莱明的惊人突破

1928 年，人类对抗细菌的最重大突破诞生于一个假期当中。当时，弗莱明正在研究葡萄球菌，这正是杀死小卡尔文的细菌。度假回来后，他注意到其中一个培养皿中出现了霉菌，它们破坏了葡萄球菌的菌落。他鉴定这种霉菌为红色青霉菌，并于 1929 年发表了他的成果。后来，人们意识到这种霉菌正确的名字是特异青霉菌。然而，弗莱明的论文发表后并没有在医学界引起波澜，实际上，当时很少有人注意到这一发现。

　　弗莱明的发现一直处于无人问津的状态，直到 10 年后，由霍华德·弗洛里（Howard Florey，1898—1968 年）和厄恩斯特·钱恩（Ernst Chain，1906—1979 年）领导的牛津科学家团队为探索细菌感染的治疗方法检索了大量文献，才发现了弗莱明的研究成果。在生物化学家诺曼·希特利（Norman Heatley，1911—2004 年）的帮助下，他们生产了足够的青霉素药物，并在动物身上进行了实验。1940 年，研究小组给 8 只小鼠注射了链球菌，其中 4 只小鼠用青霉素进行治疗。结果发现，4 只给药小鼠均存活，而 4 只未给药小鼠全部死亡。至此，研究者终于重视到这一种神奇的药物。

　　此后，他们生产了足量的药物用于治疗患者。第一个接受青霉素治疗的患者是一名警察，他在做园艺工作时受伤，伤口发生了感染。医生给予患者青霉素药物后，其病情有了显著的改善，但后来由于青霉素用光了，这名患者最终因病情恶化而死亡。在意识到这种药物的价值之后，弗洛里就青霉素的批量生产问题与英国制药公司进行了接洽。但那时正处于战争时期，英国公司还有其他更重要的事情要做。因此，弗洛里只能前往美国，与希特利一同大规模生产这种药物。此后，弗洛里带着足量的青霉素前往北非，在受伤的士兵身上测试这种药物，并获得了惊人的成功。这一成果宣告着人类征服了一直以来最大的敌人之一——细菌感染。因为这一伟大的发现，弗莱明、弗洛里和钱恩在 1945 年共同获得了诺贝尔奖。

大约在同一时间，德国的科学实验室也在努力研究治愈细菌感染的方法。20 世纪初德国的化学工业是工业工程的金标准。格哈德·杜马克（Gerhard Domagk，1895—1964 年）是一名德国医生兼科学家，在拜耳公司研究可治疗细菌感染的化合物。他用偶氮染料制成了一类叫作磺胺的药物。他将第一个被证明对某些细菌感染有效的磺胺类药物命名为 Protonsil。与青霉素不同，磺胺类药物是抑菌药，它们不能杀死细菌，但能抑制其生长和增殖，使机体的免疫系统能够对抗感染。杜马克对他的新药的功效深信不疑，并把这种药物用于自己女儿的链球菌性咽喉炎的治疗。

杜马克的发现对医学化学革命的开始具有重要意义。药物可以由化学成分组成，不只是天然物质才能用来治疗疾病。像青霉素这样的天然物质很难批量生产，而来源于化学成分的药物可以在实验室中大量制造。英国等其他国家跟随德国的脚步，按照与磺胺类药物相同的路线制造化学药物。英国公司 May and Baker 开发了一种名为 M&B693 的药物，其类似于治疗感染的磺胺类药物。温斯顿·丘吉尔（Winston Churchill）在第二次世界大战期间在突尼斯使用了这种药物治疗细菌性肺炎感染，但媒体误报为丘吉尔接受了青霉素治疗。可以理解的是，政治有时会篡改真相以提高一个国家的地位。青霉素是英美产品，而磺胺类药物则是德国的发明。站在第二次世界大战的高度，在法西斯与民主的斗争中，给予盟国而非轴心国以荣誉显然是一个更好的故事。

抗生素的斗争

这两种抗生素的故事并没有因丘吉尔接受治疗的传奇而告终。因为存在于德国和欧洲许多国家之间的敌意，磺胺类药物在某些国家被禁止使用。例如，为维护国家的荣誉，以及害怕其破坏法国强大的疫苗接种行业，法国不允许生产磺胺类药物。1939 年，杜马克因发现磺胺类药物而获得诺贝尔生理学或医学奖，但因为 1935 年诺贝尔奖委员会将诺贝尔和平奖授予德国的和平主义者卡尔·冯·奥西茨基（Carl von Ossietzky），纳粹政府对此感到愤怒，从而影响了杜马克领取诺贝尔生理学或医学奖。最终，杜马克于 1947 年获得了诺贝尔奖，盟军在法西斯与民主的斗争中取得了胜利，青霉素的发现也在医学史教科书中受到了更高的重视。随着时间的推移，与磺胺类药物相比，青霉素在医学上变得更实用。但在德国工业－化学复合体中开始的药物革命依然促使了各种具有治疗疾病功能的药物的发现。

尽管青霉素可以治疗革兰阳性菌感染，但对革兰阴性菌和影响人类数千年、治疗很困难的结核分枝杆菌却影响不大。治疗结核病感染的突破来自新大陆。塞尔曼·瓦克斯曼（Selman Waksman，1888—1973 年）是一位来到美国的俄罗斯移民，他发现了一种在实验室中有效但对人类毒性过大的抗生素——放线菌素。他与过去的研究者进行了同样的研究，最终分离出一种名为灰色链霉菌的真菌。这种从真菌中提取出来的抗生素（链霉素）对治疗结核分枝杆菌感染非常有效。后来，人们开发出另一种抗生素——异烟肼，这两者的联合疗法对结核病高度有效，最终创造了有效控制历史上夺去数百万人生命的结核病感染的传奇。自此，结核病感染的发病率直线下降。

在青霉素被发现和疫苗被广泛接种之前，感染和传染病破坏了许多文明。克里斯托弗·哥伦布（Christopher Columbus）发现新大陆后，定居者们想方设法征服美洲，但他们不是用枪或庞大的军队，而是借助传染病。定居者从欧洲带来了天花，而美洲大陆的原住民对天花没有免疫力，因此这种疾病得以杀死了美洲大陆超过 1/3 的原住民。他们好不容易在天花中幸存下来，麻疹又随着新的欧洲定居者而至，这种疾病几乎消灭了 1/2 的原住民。

不过这种与新大陆的"交易"并不是单向的。欧洲人也从新大陆带回了梅毒，并将之传播到整个欧洲。在 1493 年战争期间，梅毒从西班牙蔓延到法国，并一直向东直到印度和日本。顺便提一下，梅毒在不同地区有不同的名称，这取决于是谁带来的这一疾病。它在俄罗斯被称为波兰病，在土耳其被称为基督教病，在日本则被称为葡萄牙病。梅毒的影响远没有欧洲人引入天花和麻疹、非洲人引入美国的疟疾和黄

热病那么具有破坏性。在青霉素被发现和疫苗
接种之前，传染病的影响是毁灭性的，甚至可
以改变一个文明。

药物开发的黄金时代

20 世纪 20—60 年代，这 40 年是药物开发
的黄金时代。人们发现了许多治疗各种疾病的
药物。高血压、痛风、疟疾和类风湿关节炎是
人类用一系列新的奇迹性的药物成功治疗的部
分疾病。在这个时代，医生的药箱里装满了不
同的治疗患者的药物。放血、爱莫能助及眼看
着患者由于可预防的感染而濒临死亡的日子已
经一去不复返了。20 世纪 30 年代，在梅奥诊
所分离出了可的松，它对于类风湿关节炎等炎
症性疾病患者来说是一种可以改变生活的药物。
在人类历史上，20 世纪初的药品革命是史无前
例的。

所有这些发现，以及把用青霉素治疗细菌

感染与疫苗接种、个人卫生和公共卫生相结合的努力，都延长了人类的平均寿命。最早的时候，人类的预期寿命在30岁左右。20世纪前后，欧洲人的预期寿命在40—45岁。经过数千年的文明、启蒙和20世纪初的伟大发现，一个出生在欧洲的人达到40岁的预期寿命是非常有可能的。虽然与今天的标准相比，这个结果似乎是令人沮丧的；但到了1950年，仅仅50年后，欧洲人的预期寿命便跃升至近60岁。在短短50年的时间里，人类能够到达这样一个里程碑，的确是一个了不起的飞跃。除了1918年的西班牙流感以外，人类的预期寿命一直处于持续上升状态，直至20世纪70年代后期。在这100年中，人类的预期寿命从40岁延长至近80岁。这一里程碑是疫苗接种的累积效应、抗细菌感染的胜利（从出生到死亡都有可能影响一个人的健康）、公共卫生工作的改进和慢性医学疾病的控制的共同成果。

　　弗莱明发现了青霉素，弗洛里和钱恩做了

后续研究和实验，这些都是医学和人类文明的明确转折点。只要人类在地球上，细菌感染就会威胁我们的生命。在发现青霉素之前的 1 个世纪，人们在了解疾病，特别是细菌感染的疾病方面有了巨大的突破。但所有这些发现并没有给人类带来任何巨大且直接的好处。是青霉素和其他抗菌药延长了人类的寿命，随后人类得以产生更多的资本，积累更多的知识，进而促进其他领域的发现和发展。

青霉素的发现改变了人类文明的进程。一个结果是先进社会的老龄化。社会中的人口分布高峰从年轻人转向老年人。社会也表现出更成熟和更明智的特征。与年龄较大的社会相比，年龄较小的社会更具攻击性、冲动性和强迫性，年龄较大的社会更具谋略、耐心、头脑和谨慎性。18、19 和 20 世纪初的战争基本上被规模小得多的零星的战争所取代。第一次世界大战和第二次世界大战都发生在欧洲和亚洲社会处于较年轻、更具侵略性、更有精力和部队较多的时期。随着世界许多社会逐渐趋于老龄化，极具破坏性和扩张性的战争逐渐消失。

第二次世界大战后，当社会在抗生素和其他药物的帮助下开始步入老龄化时，主要的战争是小的、局部的、在人口较年轻的社会之间发生的战争。自第二次世界大战以来，最血腥的战争，如卢旺达种族灭绝、伊朗和伊拉克战争及叙利亚内战，都发生在这种社会之间。

老年社会的需要和政治取向也发生了变化。政府对他们（现在的老年人）的需求做出了更多的反应，并花费了更多的时间和资源，以提供更好的医疗保健和养恤金供养他们。政府的支出从以军事为重点转向以社会和退休人口为重点。此外，这些社会的经济也发生了变化。社会的重点是老年人的需求，而不是年轻人的需求，因为老年人有更多的金钱可以支配。像养老院这样的新型产业，虽然在 20 世纪初闻所未闻，到 21 世纪却成了巨大产业。

上述例子只是由弗莱明的发现导致的一系

列结果。在人类预期寿命或多或少变化之前，这些动态将一直伴随着我们。因此，相比于其他描述性语句，我们更倾向于将当前的时代称为弗莱明的时代。

杨霖健　译，　孙宇彤　薛子璇　校

143

Two American Tycoons and Two Brothers

第9章 两个美国大亨和两兄弟

医学何以成为一门科学

18—19世纪，医疗行业发生了翻天覆地的变化。此前，医学通常以哲学和玄学为基础，但从那之后，医学更多地被划归至星象学和物理学一样的科学领域。早期的职业医生以家族为工作单位，主要任务是照顾子女和长辈。随着时间推移，在美索不达米亚文明早期，医生的主要任务变为专职照顾患者。作为早期文明的一部分，当时的全职医生主要是掌握某些操作技术的宗教巫师。那时，医学实践没有明确的标准，各文明之间也没有权威的指导方针。

希波克拉底否认了"疾病对患者来说是一种不幸，更是一种诅咒"的观点，在那之后，医学不再具有浓厚的宗教色彩，而在某种程度上更加科学化。希波克拉底制订了一系列管理医疗行业的指导方针和原则，早期的希腊医生采纳了这些建议，由此让医生成为当时令人尊敬的职业之一。与当今的医生相比，那个年代的医生对人体和疾病的了解可能并不够充分，也不够科学。但希波克拉底很幸运，在他的理论基础上，几个世纪后另一位医学界的巨人盖伦横空出世。盖伦是第一个真正意义上的国际医学传播者，他擅长戏剧性的陈述和写作，将希波克拉底对医疗的见解传授给更多的人。

盖伦的著作和教育为 1500 年的医学教育奠定了基础。在盖伦的贡献的基础上，阿维森纳和拉齐也对医学领域做出了突出贡献，但他们没有从根本上对医学实践做出改变。直到启蒙运动之前，如果想要成为一名医生，都必须先学习盖伦的著作。但在宗教改革和启蒙运动时

145

代，医学的宗旨发生了根本性的变化。帕拉塞尔苏斯和笛卡尔等向当时盛行的医学系统提出了科学性的挑战，开创了医学的新时代。尽管与希波克拉底、盖伦、阿维森纳等一样，帕拉塞尔苏斯和笛卡尔对疾病和人体的解释也是错误的，但他们打破了"医学巨人盖伦不可批判"的禁忌。

医学知识的中心始于美索不达米亚，向西发展到埃及，然后向北发展到希腊城邦，随后到达罗马。随着罗马帝国的衰落和中东文化的复兴，医学中心重新回到了中东。伊斯兰文化及其医学的辉煌岁月随着欧洲的文艺复兴而黯然失色，西方基督教文明重新夺回了医学和发明的重要地位。在西方和东方针对权利与文明相互争夺之际，医学发展随之摇摆不定。但西方基督教文明复兴之后，这些争议发生了根本性的变化。在长达30年的战争中，欧洲人解决（更准确地说是接受）了彼此之间的宗教分歧，他们于1648年在威斯特伐利亚签订了和平协议。该协议为之后几个世纪的卓越的新发现、鼓舞人心的艺术、动人的音乐创作和举世瞩目的发明奠定了基础。随着生活中许多领域的快速发展，医学得以重塑。

伴随着人体解剖学的发展和显微镜的发明，人们开始对自己的身体和疾病进行思考，医学也因此发生了巨大转变。欧洲最大的医疗中心最初建造于意大利，然后向北转移到了法国、荷兰和英国，并最后到达德国。20 世纪之交，德国毫无疑问地成了医学研究和教育的中心。与此同时，法国于 18—19 世纪开始进行疫苗和微生物学研究，法国的巴斯德研究所在微生物学领域享有盛誉。医学研究基地已经从诊所转移到了实验室，在 20 世纪初，实验室建立的金标准正是由德国制订的。

在欧洲医学如火如荼的发展过程中，一个有着高度抱负和理想的年轻国家正在大西洋彼岸崛起，努力争夺着全球舞台的领先地位。年轻的西奥多·罗斯福（Theodore Roosevelt）是美国第 26 任总统，他对国家的发展有长远的思考，并不满足于仅仅局限在自己的半球。随着海军力量的扩大，美国开始活跃于世界舞台，罗斯福无视乔治·华盛顿（George Washington）远离国际争端的建议，开始参与"国际游戏"，后来因协调俄日两国的关系而获得诺贝尔和平奖。在 20 世纪 10 年代，一位空想家总统伍德罗·威尔逊（Woodrow Wilson）将美国推入了第一次世界大战。随着第一次世界大战的失败，美国陷入战争债务和经济衰退，使得公众痛惜并强烈反对美国参与欧洲战争。自此美国开始实施内向策略，专注于自我发展。

咆哮的 20 年代

20 世纪 20 年代是美国的黄金时代，生活条件和发明创造都实现了质的飞跃，许多发明影响至今。汽车、飞机、电力、冰箱、炉灶、收音机和电视等都是那个年代引入生活新产品的示例。10 年以来，日常生活发生了翻天覆地的改变，发明者和新发明一样秉持兼收并蓄，其他领域也在探索未知的可能。土木工程师和建筑师建造出难以想象的高楼，枯燥的图片变成了绘声绘色的电影，装配生产线的引入使得汽车制造的成本大大降低……"咆哮的 20 年代"（Roaring Twenties）是美国振奋人心的时期，使得人们相信世界具有无限的可能。

在那个新发明新创造泉水般快速涌出的时代，美国医学实践的发展与欧洲相比实在不尽如人意。当美国在制造业、军事和航空领域处于指导地位时，其医学实践实在缺乏想象和创新。欧洲新药的研发及治疗方法的更新等消息传来，许多人对美国的医学感到失望。

从欧盟成立开始，美国的医学实践和培训一直墨守成规。人们对国家的管理表示怀疑，并抵制行医相关的规章制度。在美国新的医学理念形成之际，有一名医生登上了历史舞台。本杰明·拉什（Benjamin Rush，1746—1813 年）

是唯一一名在《独立宣言》上签字的医生，他在新国家的塑造中发挥了重要作用。他支持女性接受教育，反对奴隶制和死刑。他完成了著作《关于精神疾病的医学疑问和观察》（*Medical Inquiries and Observations, Upon the Diseases of the Mind*），这开创了美国精神病学的基础。尽管他很活跃也很聪明，但事实上他对国家医学组织的贡献微乎其微。当时的美国缺乏管理医疗实践的法律和制度，各种各样的人都声称能够治好患者而使医疗行业呈现混乱的景象。

美国的医学实践并不像欧洲一样处于严格的管控中，在这种随心所欲处理患者和手术的背景下，发生了一些令人胆战心惊的故事。然而，这种不受监管的环境却也产生了一些积极的作用。在美国医学院，第一批获得医学学位的女性顺利毕业。英国的伊丽莎白·布莱克威尔（Elizabeth Blackwell，1821—1910年）和她的妹妹埃米莉·布莱克威尔（Emily Blackwell，

1826—1910 年）就是最早在美国获得医学博士
学位的女性代表。此外，莉迪亚·福尔格·福
勒（Lydia Folger Fowler，1823—1879 年）是第
一位获得医学学位的美国女性。在欧洲禁止女
性行医之时，美国的女性已经能够获得学位并
参与医学实践。与此同时，缺乏监管的美国医
疗系统正在进行一些即兴创作和实验，这在欧
洲是前所未见的。

　　如上所述，美国宽松的医疗体系造就了令
人欣喜的成果，但美国医学实践和教育的整体
格局并不能与其成为世界一流国家的野心相匹
配。在当时，美国的医学教育主要是各地医生
培育学生的盈利中心，使得学生的教育水平差
异较大。医疗培训机构并没有统一的培训标准，
许多地方的教育质量并不合格。与欧洲以研究
中心和高等学校为基础的医学教育相比，美国
各医学院并不具有高质量的临床实践和研究，
因此授予的学位意义不高。总而言之，当时美
国的医学教育在各地并不统一，并且教育质量

不高，医学学位也并不受到国际认可。

在工业时代，欧洲和美国的部分个人通过创建公司，获得了人类历史上前所未有的巨额财富。纵观历史，巨大的财富通常与权力中心有关，但工业时代使人类文明产生了巨大的结构性转变，颠覆了许多经济中心和整个人类的工作方式，也造成了财富分配的巨大差异。在此基础上，拥有巨额财富的个人比美国的统治阶级更加富有。工业家为他们的发明和发现欣喜若狂，这些发明彻底改变了人类的生活方式。亨利·福特（Henry Ford）的生产线为大众提供了经济方便的汽车，飞机帮助人类实现全国范围内的自由通行。亚历山大·格雷汉姆·贝尔（Alexander Graham Bell，1847—1922 年）发明了电话，增进了彼此间的联系，而托马斯·爱迪生（Thomas Edison，1847—1931 年）为黑暗中的人类带来了光明。

洛克菲勒与卡耐基

在这个"黄金时代"（Gilded Age），诞生了一批富人，其中包括约翰·D.洛克菲勒（John D. Rockefeller，1839—1937 年）。洛克菲勒出身贫寒，他创办了标准石油公司，在 1911 年共建立了 30 家分公司，最终控制了美国 90% 的炼油厂和油井。他利用恐吓等非常手段无情地收购了很多竞争对手，形成了利润丰厚的垄断。在发展商业的过程中，洛克菲勒遇到了一位牧师，这位牧师在投资和商业等方面给予了他许多建议。18 世纪 90 年代，洛克菲勒将公司日常业务的控制权交给了他人，在同时代的其他大亨的影响下，开始投身于慈善事业。曾向他提供过建议的美国浸信会牧师弗雷德里克·泰勒·盖茨（Frederick Taylor Gates，1853—1929 年）成了他的主要慈善顾问。在盖茨的建议下，洛克菲勒一共向慈善机构捐赠了超过 5 亿美元的资金。即使在慈善事业中，商人们也不甘落后于他人。洛克菲勒希望他的钱花在对社会最具积极影响并收获最大认可的方面，以此作为慈善事业的收益。盖茨认为，尽管医学研究和教育在当时发展落后，但将在后来产生深远的影响。

事实证明，盖茨是对的，若加以创新和投资，美国的医学足以赶上欧洲国家。1901年，洛克菲勒医学研究所正式诞生，现在更名为洛克菲勒大学。该研究所以法国巴斯德研究所和德国科赫研究所为参照，专注于基础医学研究和生物医学工程，后来还增设了临床研究项目。最终，洛克菲勒研究所培养出了25位诺贝尔奖获得者，成为医学研究的典范。

洛克菲勒研究所的建立是美国医学研究历史性的转折。在这之前，德国是世界医学和基础科学的研究中心，但洛克菲勒研究所出现之后，德国的领先地位受到了巨大冲击。研究所的建立本身并没有打破医学界的平衡，但在一些政治事件的影响下，美国跃居医学研究和发现的前沿。第一次世界大战的惨败和随后的混乱局面，使德国在欧洲的地位大大降低。在君主制的领导下，没有明确目标的德国卷入了一场缺乏准备的战争。第一次世界大战的无果而终及德国受到的不公平条款（德国人自己认为）导致了第三帝国的崛起，并在随后的第二次世界大战期间对自身及欧洲大陆造成了巨大破坏。为了躲避战乱，第二次世界大战后医学创新和科研中心被迫转移到美国。由此，美国成为基础科学研究的领导者，并在接下来的一个多世纪保持领先地位。

安德鲁·卡耐基（Andrew Carnegie，1835—1919 年）与洛克菲勒生活在同一时期，是一位出身普通的苏格兰移民。卡耐基很小的时候就开始在一家棉厂工作，后来尝试过各种工作，但最终成为宾夕法尼亚州一家铁路公司的主管。他在煤炭、钢铁和铁路等各领域进行投资，并在 30 岁出头时成为一名富翁。18 世纪 70 年代，他在匹兹堡附近创立了一家钢铁公司，获得了超乎想象的财富。1901 年，这家公司最终被约翰·皮尔庞特·摩根（John Pierpont Morgan）以 4.8 亿美元收购。

在他的职业生涯中，卡耐基认为自己是劳动人民的拥护者。然而，有时候他的行为与他所说的背道而驰。暴力解决罢工、扼杀竞争及压低工人工资等事情使他变得臭名昭著。但尽管如此，他还是希望被视为人民的一员。卡耐基写了一篇题为《财富福音书》（*Gospel of Wealth*）的文章，在文章中，他主张富人应当承担社会的责任，包括关心社会及人民的福祉。他有句名言："死时富有，死也蒙羞。"（The man who dies thus rich, dies disgraced）。这很有可能对洛克菲勒的慈善事业具有激励作用。卡耐基真诚地将自己的财富捐献给公益事业，并将此信念冠以一生。他捐出了绝大部分财产，用于在美国和世界各地建造图书馆和音乐厅。直到今天，他资助过的许多组织依然充满活力。其中，成立于 1905 年的卡耐基教育发展基金会为教育研究提供了极大资助。

卡耐基基金会主席亨利·普瑞切特（Henry Pritchett，1857—1939 年）一直致力于寻找美国教育学的研究专家。亚伯拉罕·弗莱克斯纳（Abraham Flexner，1866—1959 年）于 1908 年出版的著作《美国学院》（*The American College, A Criticism*）引起了他的浓厚兴趣，在这本书中，弗莱克斯纳严厉批评了美国的教育。普瑞切特很喜欢这本书，并请弗莱克斯纳提出针对美国医学教育的指导意见。弗莱克斯纳是出生于肯塔基州的德国移民，他获得了约翰斯·霍普金斯大学古典研究学位，是他家族中第一个上大学的人。弗莱克斯纳被邀请为美国医学教育体系寻找改进方案，但唯一的问题在于，他从未涉足过医学领域。

亚伯拉罕·弗莱克斯纳于 1910 年发表声明，该篇报告被称为《弗莱克斯纳报告》（Flexner Report）或卡耐基基金会第四号公报，对美国的医学教育产生了巨大影响。弗莱克斯纳调查并访问了超过 155 所美国和加拿大医学院，发现大多数医学院不过是由当地医生开办的以营利为目的的商业学校，一些学生仅仅经过 2 年的教育就能够行医。这些商业学校中甚至有几所与当时顶尖的大学相关。他对美国医学教育进行了严厉的批评，甚至称某些医学院为灾难或耻辱。他认为在全国范围内的医学教育没有统一的结构或要求，导致难以培养出训练有素的医生。

弗莱克斯纳找到了一所大学，认为其可以作为医学教育的典范。不出所料，他推荐的是他的母校约翰斯·霍普金斯大学。同时，他建议学生在进入医学院之前至少接受 2 年的大学教育和 2 年的基础科学教育，然后在致力于慈善关怀和教育的全职教师的指导下接受 2 年的临床教育。根据弗莱克斯纳的建议，每名医生的培训至少为 6 年，最好为 8 年。他认为，国家对医学院和医疗执照应进行统一的规定。每个州都应对其医学院拥有管理权，并应与 1904 年美国医学会成立的医学教育委员会一起，对医学院进行联合认证。

　　在弗莱克斯纳的报告中，最严厉的建议是关闭那些不隶属于大学或没有高标准的学校。他建议将医学院的数量从 155 所减少到 31 所。他的报告显示，大部分医学院是当地医生的盈利中心，对民众没有任何好处，与其改革它们，不如直接永久性关闭。从该报告发表的 1910—1920 年，美国医学院的数量从近 160 所减少到近 80 所。截至 19 世纪 30 年代，全国只有 66 所医学院可以培养医生，并且大多数都隶属于大学。

　　弗莱克斯纳的报告造成的最大影响是医学院毕业生的减少。1910 年，美国医学院大约有 4400 名毕业生，而到 1920 年，毕业生的数量减少到 3000 名。那些被迫关闭的医学院中的学生大多是女性和非洲裔美国人。只有两所培训非洲裔美国人的医学院幸免于难。这使女性和少数民族学生在接受医学教育方面受到了极不公平的对待，经过不懈的努力，医学院终于在

159

数十年后开始接纳女性和少数民族。

医学院校的减少使得选拔标准更严格，这场教育改革催生了更高质量的医生。相应的是，美国医学毕业生的声望和薪水随之提高。国家开始对医学教育和医疗实践进行严格监管，至此，医疗环境中随心所欲的，"以市场为基础"的商业性质不复存在。护理标准和医疗质量有所增加，最终使公众获得了满意的医疗服务。除了被批准的规范学校，其他出身的所谓"江湖医生"被彻底清出医疗队伍，使得美国的医学教育和医疗实践拥有了统一的更高品质。在超过100年之后的今天，弗莱克斯纳针对医学教育的规划和对医学实践的标准仍然被践行。

当亚伯拉罕·弗莱克斯纳致力于改革美国的医学教育时，他的兄弟西蒙·弗莱克斯纳（Simon Flexner，1863—1946年），一位获得了约翰斯·霍普金斯大学学位的医生）成了洛克菲勒研究所的第一任所长。西蒙·弗莱克斯纳是一位成就卓著的研究人员，在效仿德国实验室的科学模式方面做出了极大贡献。1901—1935 年，他成功地促进了洛克菲勒研究所的发展，推动了美国基础科学研究的进程。亚伯拉罕和西蒙兄弟二人在不同方面对美国医学产生了巨大影响，并为美国在医学发现及教育领域的百年统治地位奠定了基础。

洛克菲勒和卡耐基两位大亨及弗莱克斯纳兄弟为美国的医学教育和实践带来了巨大改变。然而鲜为人知的是，正是约 25 年前发生的事情推动了两位大亨慈善事业的发展。

18 世纪 70 年代，一位名叫约翰斯·霍普金斯的富商捐赠了 700 万美元，在巴尔的摩市建立了一所医院和一所大学。霍普金斯小时候在他父母马里兰州的种植园工作，后来发展零售业起家，并投资铁路公司成了一名富人。他是一位贵格会教徒，在 1807 年亲眼见证了他的父母解放奴隶，给他留下了深刻的印象。在亚伯拉罕·林肯担任总统之前，他一直是一名废奴主义者。

霍普金斯的慈善活动和事业比卡耐基的《财富福音书》早了 25 年。他曾目睹巴尔的摩暴发多起霍乱，促使他想要通过建立医院和医科大学来减少人民的痛苦。丹尼尔·寇伊特·吉尔曼（Daniel Coit Gilman，1831—1908 年）是约翰斯·霍普金斯大学的第一任校长，他以德国研究生教育体系为蓝本，整合研究和教学，这也是约翰斯·霍普金斯大学毕业的弗莱克斯纳兄弟思想的基础。

最终，约翰斯·霍普金斯大学共设立了一所护士学校、一所公共卫生学校和一家出版社，成了美国其他机构的典范。与此同时，约翰斯·霍普金斯大学也是医学教育和研究的顶尖基地。约翰斯·霍普金斯一生没有结婚也没有孩子，而他在商业生涯中却积累了巨额财富，并利用这些财富，完成了一项造福人类一个多世纪的伟大事业。在霍普金斯去世后，他向学校捐赠了 700 万美元，是该学校迄今为止数额最大的捐赠。他无私奉献的行为彻底改变了医学发展进程，在140年后的今天，他的影响依然存在。约翰斯·霍普金斯大学成为全球领先的医疗机构，是值得效仿的卓越典范，并且成为慈善事业和遗产建设的典范。在霍普金斯之后，有钱人开始关注医疗行业和慈善事业，以期留下不朽的遗产。

在21世纪之交，美国成为医学探索和教育的主要中心。霍普金斯、洛克菲勒、卡耐基、吉尔曼和弗莱克斯纳兄弟打下了医学教育、研究和实践的坚实基础，在后续1个多世纪的发展中，造福了数百万人。

李兴丽　译，　聂文畅　卢亚辉　校

From Barber to Surgeon

第 10 章　从"理发师"到外科医生

被轻视的外科

希波克拉底被视为医学之父，他认为真正的医生是用医学治愈患者的人，并努力践行提高了医生受人尊敬的社会地位。由于手术感染率很高，并且早期的结果并不令人满意，希波克拉底并不鼓励他的学生对患者进行手术治疗。希波克拉底的"不伤害"的格言与当时的外科手术理念不符，可能导致患者得不到应有的救助。从希波克拉底时代开始，手术医师不被认为是声名远扬的职业，也并没有受到希波克拉底及其弟子的高度重视。

这种对于外科专业的轻视持续了多个世

纪。最初，从事外科手术的人被称为"理发师"，而不是医生。在那时，手术过程令人胆战心惊。理发师进行手术时没有消毒观念，也不会进行麻醉，使患者的预后极差。当时日常进行的手术主要针对表浅器官，其中包括切除疖疮、治疗骨折、缝合伤口、放血和切除皮肤赘生物。其中，最大胆的是膀胱结石取出术，由马里亚诺·桑托迪·巴莱塔（Mariano Santo di Barletta，1488—1550 年）提出，在 1 世纪由塞尔苏斯率先进行描述。该手术将结石通过尿道从膀胱中取出，通常会导致大量出血和尿失禁。外科手术并不是早期医学先驱关注的重点，该词语源自拉丁语"chirurgia"（意思是动手的工作），被认为是一种体力劳动。当时人们认为，真正的医生是思想家和哲学家，而不是"屠夫"。因此，即使手术后来被视为医学的一部分，它也被认为是较为低等的医学门类。

　　第一位提升外科在医学领域中地位的医生是法国外科医生肖利亚克（Guy de Chauliac，

1298—1368 年）。他是教皇克莱门特六世（Pope Clement Ⅵ）和教皇英诺森六世（Pope Innocent Ⅵ）时代的医生。在法国医学教育中心蒙彼利埃学习医学后，肖利亚克前往尼古拉贝尔图乔（Nicola Bertuccio）学习解剖学。在那里，他发展并探索了手术的魅力。在黑死病暴发期间，许多医生拒绝治疗患者并逃离大城市，肖利亚克一战成名并获得公众认可。他战胜了瘟疫，并且凭借优异的医术获得了教皇的赏识。肖利亚克最大的贡献是他关于外科手术的书《麦格纳手术》（*Chirurgia Magna*），这被认为是第一本完全以外科手术为主题的书。《麦格纳手术》出版于 14 世纪，其中多次提及盖伦、阿维森纳和拉齐等。但是其中的含义在宗教改革和文艺复兴时期被歪曲了，使得当时许多医学教科书删掉了其作品中提及伊斯兰医生的部分。

到了中世纪，外科手术仍然没有太大变化。医学从业者被划分为三个阶级。内科医生是医学界毋庸置疑的领导者，为医学实践制订标准。外科医生属于第二阶级，他们治疗患者的方法在几个世纪以来都未发生太大变化。两个阶级彼此充满敌意，但社会对内科医生的尊重明显高于外科医生。将内科医生和外科医生团结在一起的是他们对"无知理发师"共同的蔑视。在那个世纪，内科医生、外科医生和理发师之间的竞争和领域争夺非常激烈。大多数外科医生接受学徒制教育，相反的是，大多数内科医生接受的是正规医学教育。在了解自己在医疗行业中的地位后，外科医生开始有组织的提高其阶级地位。在 13 世纪，外科医生成立了工会，为有抱负的外科医生提供统一培训。学员身着短袍，一旦他们接受了充分培训并能进行手术，就会改穿长袍，表明他们已经熟练掌握了手术技巧，成了一名外科医生。有学者声称，理发师穿短袍，医生穿长袍。人们以此区分这两种职业，并将短袍视为下等，理发师亦被视为下等。

最终，理发师加入了外科医生行列，在与内科医生的"斗争"中形成统一战线。英国议会通过了一项法案，成立了一家理发－外科公司，将这两种职业合并为一体。16 世纪以后，大多数理发师合并入外科医生队伍，巩固了外科领域在医学实践中的地位。至此，外科实践的政治化问题得以解决，但该行业仍然缺乏令人耳目一新的突破性成就。理发师和外科医生合并后，手术效果和结构化培训仍然不尽如人意。尽管外科在医学界成功地巩固了自己的地位，但仍然缺乏一个有远见、有能力的开创者，为该行业带来新的发展。1745 年，外科医生独立于理发师成立了自己的工会。直到今天，外科医生在英国仍被称为"先生"而不是"医生"。

修道院里的手术

在文艺复兴时期，安布鲁瓦兹·巴累（Amb-

roise Paré，1510—1590 年）可能是最著名的外科
医生。他在巴黎最古老的医院 Hotel-Dieu 接受
了理发－外科医生的培训。同许多外科医生一
样，他改进了治疗受伤士兵的技术。在那个时
期，战争是可怕的，带来了毁灭性的伤害。因
此战场医学成了一些理发－外科医生的全职职
业。巴累尝试用不同的方法和不同的物质处理
伤口。有些用热油处理，有些用由蛋黄、玫瑰
和松节油制成的软膏处理。经过对比，他意识
到用软膏治疗的伤口比用热油治疗的伤口效果
更好，愈合得更快。他还发现，使用热量来止
血的烧灼术会带来极大的痛苦，而结扎动脉止
血具有更好的效果。他写作的第一本书是《火
绳构枪和火器伤的治疗方法》（*The Method
of Curing Wounds Caused by Arquebus and
Firearms*），为其他战地外科医生提供了极大帮
助。最终，他成为法国多位国王的理发－外科
医生，直到 80 岁去世。有趣的是，在成为著名
的战场外科医生之前，他也曾在年轻时为人们

169

剃须和理发。

理发师进行手术可能始于 1163 年，在那一年罗马教皇禁止牧师进行放血操作。修道士被要求定期放血，因此经常由同伴间相互执刀。由于教会开始禁止这种做法，他们选择求助于理发师进行手术。自 10 世纪和 11 世纪以来，神职人员被要求必须干净整洁，因此理发师开始成为修道院的成员。医生并没有对理发师进行放血操作进行抗议，因为他们大多数认为手术有损自己的尊严，乐于让他人进行手术。同时考虑到大多数外科手术的不良结果，医生也很乐意让他人来承担失败的后果。在此背景下，医生保持着高傲的身份，将通常效果不佳的手术交给理发师来做。在金钱的诱惑下，理发师也通常乐意接受这项任务。大多数理发－外科医生会同时进行剃须和理发，直到 18 世纪，理发和外科手术才被正式分为两个不同的领域。

和其他行业一样，需要一件大事来扭转外

科手术的劣势，以证明其存在的巨大价值。理
发 – 外科医生的日常工作十分普通，回报较少。
他们通常做的是切开和放血，甚至基于患者的
要求，在没有麻醉或消毒的情况下进行令人害
怕的截肢。终于，在路易十四（Louis XIV）统
治时期，来到了手术大放异彩的时代。众所周
知，太阳王路易十四是法国非常强大和重要的
统治者。1687 年，国王的肛门区域出现肿胀，
当时的皇家医生只能密切监测，但国王的肿胀
和疼痛日益增加。用当今的知识解释，国王患
的是肛周脓肿，并最终发展成为瘘管。皇家医
生只能观察，束手无措。国王的病情愈加严重，
无法骑马甚至无法安坐，严重影响了日常的
工作。

　　皇家内科医生不知道该如何治疗国王，也
从未进行过外科操作，因此他们找到了巴黎
的一位理发 – 外科医生——菲利克斯（Charles-
Francois Félix，1650—1703 年），来为国王进行
治疗。毕竟要在国王身上进行手术，菲利克斯

意识到该任务十分艰巨。他没有立即进行手术，而是明智地从贫民区和监狱里招募患者来进行预手术，甚至在某些健康人身上进行操作。经过几个月的训练，他研究出一些新式器械来辅助进行手术。

带着几个月训练的宝贵经验，他对国王的肛周脓肿进行了手术。手术很成功，国王很快就能够坐下，几个月后，甚至恢复到能够骑马的程度。菲利克斯得到了太阳王的丰厚奖励，获得了金钱、头衔和土地。理发－外科医生的时刻终于到来，菲利克斯抓住了这个机会，改变了外科在医学领域的地位。自此，外科医生不再次于医生，他们的阶级地位逐渐上升。1731年，路易十四的孙子路易十五（Louis XV）开设了皇家外科医学院，使外科成为医学教育的重要组成部分，而不是低级别的独立领域。"皇家屁股"为外科手术的发展做出了巨大贡献，这是其他任何个人或事件都无法比拟的。简而言之，"皇家屁股"改变了外科手术的·面貌。

开放手术

18 世纪，在外科手术成为医学教育的一部分后，其知名度和收益迅速提高。19 世纪是外科手术突飞猛进的时代，在此期间，外科医生在许多医学院的大剧院进行表演。他们就像站上舞台的演出者，而周围的观众怀揣治愈的愿望，敬畏地注视着鲜血、手术刀、疼痛和苦难的景象。在当时，速度是衡量外科医生的能力的重要指标，由于没有麻醉，外科医生手术的速度越快，患者遭受剧痛的时间就越短。据说，在外科手术最辉煌的时期，手术时间可以用秒来衡量。为了节省手术时间，一些外科医生在手术过程中甚至来不及将刀放下，而是选择叼在嘴里。外科医生通过一系列令人叹为观止的手术走到了医学的最前沿。尽管一些手术不能成功或没有证据支持，但仍被广泛开展，如治疗口吃的舌头切除手术。

19 世纪的大多数手术仍然局限于浅表器官，

最大胆的手术仅仅是截肢，没有人敢开腹切除器官。外科手术的下一个突破来自美国。在欧洲，外科乃至整个医学领域受到多项法规的严格控制。欧洲顶尖大学告诫那些过于大胆的外科医生，如果他们的做法被认定为不安全，专业行会就会免除他们的行医资格。但如上文所述，美国对于医学实践的监管不甚严格，使得医生有更多的空间进行实验和风险治疗，而不会产生负面影响。

　　不出所料，美国是世界首个进行开放性手术的国家。简·托德·克劳福德（Jane Todd Crawford）发现自己的腹部有一个巨大的肿块，起初认为是怀孕，但后来意识到这是胃内肿块。在其个人医生的建议下，克劳福德找到了肯塔基州丹维尔的麦克道尔（Ephraim McDowell，1771—1830 年）。麦克道尔向其解释了肿瘤切除的风险及该手术的开创性意义，克劳福德最终接受了所有风险并前往他家进行手术。在没有麻醉的情况下，该手术共进行了 25 分钟，手术期间克劳福德一直通过唱歌来减轻痛苦。在麦克道尔成功切除卵巢肿瘤后，克劳福德恢复良好，继续存活长达 32 年。这项伟大的手术证明了开腹手术的可能性，并为更大胆的手术打开了一扇新大门。

妇科手术先驱

开创妇科手术的美国外科医生是詹姆斯·马里昂·西姆斯（James Marion Sims，1813—1883 年）。西姆斯设计了新的窥镜，对患有膀胱阴道瘘（膀胱和阴道之间存在异常通道）的患者进行检查。西姆斯在亚拉巴马州实习时，发现有许多奴隶在分娩后可能存在膀胱阴道瘘。他尝试采用不同的方法来修复阴道撕裂和瘘管，在成功地治愈了一些患者后，他转向纽约建立了一家女性医院。此后他前往欧洲展示他的新方法，使得外科手术更加流行于美国和欧洲。

175

妇科领域的外科手术在麻醉使用之前就已经开始发展。女性接受了许多不安全甚至无效的妇科手术，亟待下一个具有突破意义的手术出现。女性，尤其是女性奴隶，在开放性手术的早期遭受了很多痛苦。据报道，西姆斯曾对一名奴隶进行了 33 次手术以矫正瘘管。即使是在医学更加规范的欧洲，妇科领域中手术的滥用和不当行为也很普遍。艾萨克·贝克·布朗（Isaac Baker Brown，1812—1873 年）是伦敦阴蒂切除术的专家，丈夫带着被认为是"慕男狂"的妻子来进行手术，给布朗带来了丰厚的利润。在引起当地产科协会的注意后，布朗被逐出当地社会，但驱逐并不是因为手术本身，而是因为其未经允许的操作和自我宣传。由于监管不严，布朗搬到美国继续他的实践。在 19 世纪许多外科医生开放性手术的实践中，女性做出了重要的贡献，但她们受到的虐待同样不容忽视。在伊丽莎白成为第一位从医学院毕业的女性之前，许多外科医生都参与了妇科手术实践，但几乎没有人对女性的不公遭遇发声。

即使美国外科医生进行了开放性的腹腔内手术之后，手术仍然存在许多局限性。对于外科医生和患者来说，手术的两个主要问题是疼痛和感染。由于剧烈疼痛和难以预料的结果，大多数患者宁愿死也不愿接受手术。当时，在手术过程中也有多种方法可以缓解疼痛，如酒精，以及在中东广泛使用的鸦片。但这些方法并不能有效缓解截肢及其他新的大胆的手术带来的疼痛。

177

手术疼痛与麻醉药

1800 年，汉弗莱·戴维（Humphry Davy，1778—1829 年）首次报道能够使用气体来诱发快感。他认为，吸入 N_2O 会导致大笑和头晕，并声称吸入 N_2O 与 O_2 混合的气体可以减轻疼痛，可用于手术。但当时没有人注意到他的报道，以致于没有人想到利用这项重大发现。

与此同时，一种气体在美国的展会上横空出世，这就是"笑气"。在展会或派对上尝试过这种气体的人都会咯咯傻笑，像醉酒一样倒在地上。1842年，参与过此类聚会的一位纽约医生威廉·E. 克拉克（William E. Clarke）决定在乙醚的帮助下进行拔牙手术，并取得了成功。几个月后，乔治亚州的另一位外科医生克劳福德·朗（Crawford Long，1815—1878年）发现，当人们吸入笑气倒在地上后，他们不会感到任何疼痛。显然，朗自己也参加过笑气派对，因此他具有第一手资料。在颈部囊肿切除手术的过程中，他给詹姆斯·维纳布尔（James Venable）注射了乙醚，术后患者恢复良好，乙醚麻醉的手术尝试取得了巨大成功。

新英格兰地区的牙医霍勒斯·威尔士（Horace Wells，1815—1848年）对乙醚也有浓厚的兴趣，以至于在1844年通过乙醚麻醉拔掉了自己的一颗牙齿，使得乙醚成为麻醉主流。他对乙醚的效果和在手术中的实用性深信不疑，并且制造了一种装置来储存这种气体。威尔士说服了约翰·沃伦（Collins Warren，1778—1856 年）在他的手术演示中使用乙醚进行拔牙操作，但不幸的是，患者在台上经历了巨大的痛苦，使得整场手术变成了一场彻头彻尾的灾难。

波士顿牙医威廉·莫顿（William Thomas Green Morton，1819—1868 年）再次说服了沃伦使用他的机器进行手术，使得乙醚获得了第二次机会。莫顿曾在狗、他自己和一位患者身上做过实验，对于麻醉气体的使用十分熟练。在说服沃伦再次试用之前，莫顿认真练习了麻醉技术。1846 年 10 月 16 日，在莫顿的麻醉下，沃伦在马萨诸塞州总医院成功进行了颈部肿瘤切除手术，手术取得了巨大的成功，在手术过程中正确使用乙醚开始被接受。很快，在欧洲的其他地方，外科医生开始使用乙醚进行麻醉。伴随着这美妙的气体，患者不会感到疼痛，而是在手术过程中沉沉入睡。痛苦的手术已经成为过去，外科手术成为人类历史上的一道新曙光。

179

与此同时，还有一种化学物质也开始被应用于外科手术麻醉。18世纪中期，詹姆斯·杨·辛普森（James Young Simpson，1811—1870年）最先开始使用氯仿麻醉，后来在一些欧洲国家，氯仿逐渐取代乙醚。辛普森是爱丁堡的一名外科教员，他发现氯仿给药更加方便，也不会引起乙醚相关的呕吐反应，因此他开始推广氯仿的麻醉应用。1853年，维多利亚女王在分娩时使用氯仿镇痛，使得氯仿麻醉获得了新突破。人们认为，如果女王使用氯仿的效果很好，那么也一定能在民众中适用。

在早期，乙醚和氯仿诱导的全身麻醉技术并不十分完善，令人欣慰的是，西格蒙德·弗洛伊德（Sigmund Freud，1856—1939年）即将带来疼痛医学研究的下一项重大进展。弗洛伊德并不是一名外科医生，但他在外科领域有很多朋友。在与朋友卡尔·科勒（Carl Koller，1857—1944年）的交流中，弗洛伊德提到他曾使用可卡因来治疗精神疾病，发现这种药会导致舌头麻木。科勒对可卡因导致麻木的特性很感兴趣，在手术过程中使用它来麻醉眼睛，大大减轻了患者的疼痛。以此为契机，可卡因成为第一种局部麻醉药，并由默克公司率先大规模生产应用。后来，合成制品利多卡因取代了可卡因在局部麻醉中的地位，但直到 19 世纪 90 年代，可卡因仍应用于某些眼科手术。全身麻醉和局部麻醉改变了外科手术的技巧和科学性，战胜疼痛后，外科手术磅礴发展起来。

乙醚和局部麻醉的应用克服了手术中的疼痛，但感染问题仍然使许多需要手术治疗的患者望而却步。当时有很多关于高感染率的争论，通过一步步逐渐改进，感染率渐渐降低，一些能够保障手术安全的临床医生获得高度称赞。感染问题最先的突破来自维也纳。伊格纳兹·塞麦尔维斯（Ignaz Semmelweis，1818—1865 年）是维也纳综合医院的一名医生，该医院将分娩的产妇分配到两个产科病房，其中一个病房由医学生照看，另一个则交由助产士管理。塞麦尔维斯发现，医学生管理的病房产后感染率总是较高，而另一病房的感染率较低。他调换了两个病房的工作人员，出乎意料的是，医学生管理的新病房仍然具有高感染率。因此，他确信高发的感染是由医学生的不当行为引起的，并相信这样的感染可以避免。在寻找原因时，他在一场悲剧中找到了线索。雅各布·科勒列奇卡（Jakob Kolletschka，1803—1847年）是一位与塞麦尔维斯相识的医生，他在进行尸检时不小心割伤了手指，最后死于与尸体相同的感染。由此，塞麦尔维斯得出结论：感染是由医学生从尸检区带到产科病房的。医学生会参加尸检，并将自己的器具从陈尸所带到产科病房，进而传播感染。

1847年，塞麦尔维斯要求医生在照顾患者和接生之前用氯化消毒的水洗手。令人惊讶的是，产后感染率急剧下降，这让他坚定了之前关于感染播散的判断。但是，当时大多数医生并不相信他的发现和建议。在一片质疑声中，塞麦尔维斯辞去了职务，搬到布达佩斯，并最终住进了精神病院。然而，随着科学的进步，他的说法最终得到了证明，洗手被证实是预防感染的基石。

手术感染问题

19 世纪中叶的外科手术秩序仍然是一团乱麻。外科医生身着便服走进手术室进行手术，任何感兴趣的人都可以随时走进手术室观看。同时，著名的外科医生会在罗马斗兽场一般的剧院里进行手术，显然这样的环境不利于无菌手术。因此尽管麻醉克服了疼痛问题，许多患者的预后仍然很差，大量的患者患上致死率很高的严重感染。

外科医生也开始关注手术后的高感染率和高死亡率，关于感染产生的原因众说纷纭。巴斯德和科赫通过实验验证，证明空气中存在细菌，并且可能会引起感染。英国外科医生约瑟夫·李斯特（Joseph Lister，1827—1912 年）也发现了术后感染率高的问题，决定着手降低发病率。他认真学习了巴斯德的研究，并对细菌理论产生浓厚兴趣。巴斯德认为，清除微生物的方法主要有加热、过滤和化学药品。对于手术中的开放性伤口，加热或过滤的方法显然是不可行的。然而，化学药品可能既有助于消除微生物，又可以应用于伤口。

苯酚常被应用于处理污水，李斯特发现经苯酚处理过的田地放牧十分安全，这给他带来了灵感。最初，李斯特给一个小男孩骨折的伤口涂了苯酚，男孩的骨折恢复良好，没有留下任何后遗症。以此为基础，他开始将苯酚涂在其他患者的伤口上，同时利用苯酚浸泡手术器械，并将其喷洒在手术室周围。在应用苯酚预防感染后，李斯特治疗的感染率急剧下降，无菌技术开始飞速发展。1867 年，李斯特在《柳叶刀》（Lancet）杂志上发表了他对苯酚的研究结果和使用经验，很快这种无菌操作便开始应用于欧洲甚至美国。像许多先驱一样，最开始李斯特的想法和无菌技术受到广泛嘲笑。但在 19 世纪后期，李斯特的无菌手术标准最终被新兴的实验室科学证明，他也因将手术带入更安全的无菌平台而广受赞扬。凭借新兴的无菌技术，许多从未尝试过的腔内手术得以发展。外科医生很快突破了传统手术的界限，开始进行脑部、腹部和胸部手术，并降低了感染风险。

　　其他无菌技术也逐渐应用于手术。美国外科医生霍尔斯特德（William Halsted，1852—1922 年）将橡胶手套引入了医学实践。有趣的是，霍尔斯特德最初并不是出于无菌的目的。霍尔斯特德博士团队的护士和他的未婚妻抱怨在器械消毒过程中使用化学品会导致手部皮炎，因此他让固特异（Goodyear）公司制作薄薄的橡胶手套，以防止刺激皮肤。最终，橡胶手套在预防感染和改善预后方面表现出优异的作用。与此同时，飞沫感染的发现促进了外科口罩和外科手术衣的使用。最终，手术室演变为医院内的隔离室，人员进出受到严格管理，并对着装要求严格，需要配备口罩、手套、手术衣及无菌器械。包括科赫在内的研究人员发现，在手术器械的消毒中，高温的作用优于化学品，使得加热成为标准的器械消毒方法。

随着科学的不断进步，手术最终向微观领域进军。1899 年，眼科医生使用双目显微镜观察角膜，这是人类历史上首次在活人身上使用显微镜的报道。20 世纪初，耳科专家首次进行显微手术。在 20 世纪的发展中，外科医生具备了麻醉和无菌技术，同时配备了显微镜和抗生素，开创了外科手术新的可能性，这在世纪之初是不可想象的。到 20 世纪末，外科医生甚至开始对宫内的胎儿进行手术。

理发师变成了理发 – 外科医生，他们被迫进入医科大学，并成为医学教育的重要部分。最终他们摆脱了理发师这一职业，并使得手术在安全方面取得了长足的进步，随着风险的降低，外科最终以其高回报和高声望跃居医学界的顶端。手术医师从中世纪的"屠夫"，逐渐转变为心灵手巧者向往的职业，这是 1 个多世纪前几乎被视为不可能的事情。外科领域最初被视为是一项令人愤慨的工作，但后来成为许多知名医院和医科大学发展的基石，至今仍在为患者带来福音。

李兴丽　译，　聂文畅　卢亚辉　校

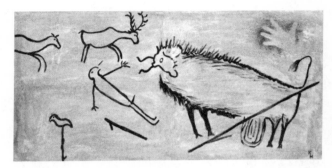

法国拉斯科溶洞中的古人类岩壁画，描绘了戴鸟头面具的祭司被公牛袭击的场景

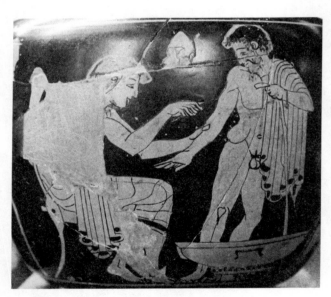

伊特鲁立亚红陶瓶（公元前480—公元前470年）上绘有治疗病人的场景，卢浮宫馆藏

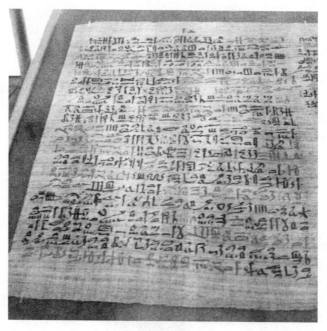

埃伯斯纸莎草

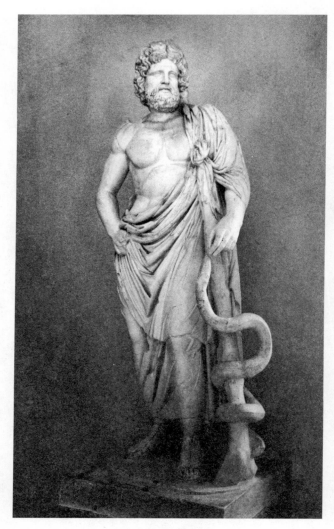

阿斯克勒庇俄斯雕像

希波克拉底胸像

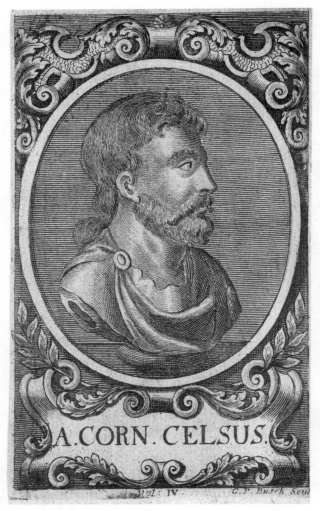

A.CORN. CELSUS.

Vol: IV   *G.P. Busch Soul*

塞尔苏斯画像，乔治·保罗·布希绘（18世纪），荷兰国立
博物馆馆藏

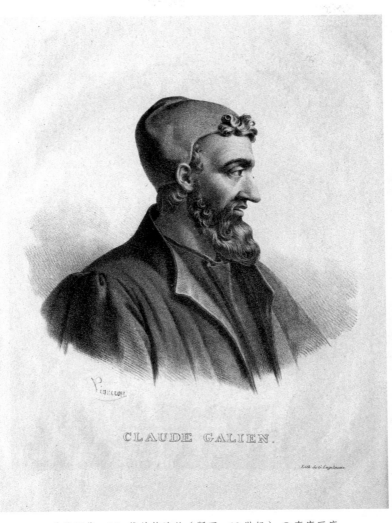

CLAUDE GALIEN.

盖伦画像，P.R. 维纳格隆绘（版画，19世纪），©惠康画廊
V0002113

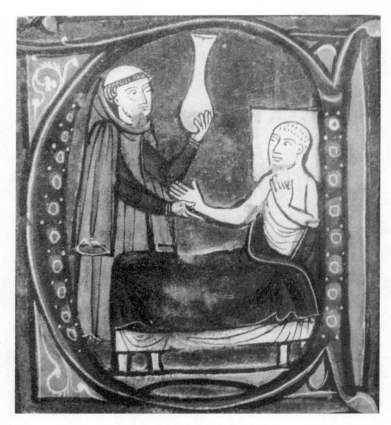

13 世纪绘画手稿中对拉齐诊治的描绘

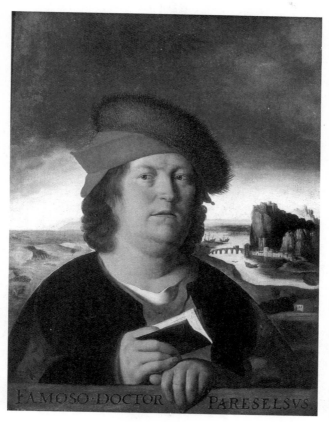

FAMOSO·DOCTOR   PARESELSVS.

帕拉塞尔苏斯画像

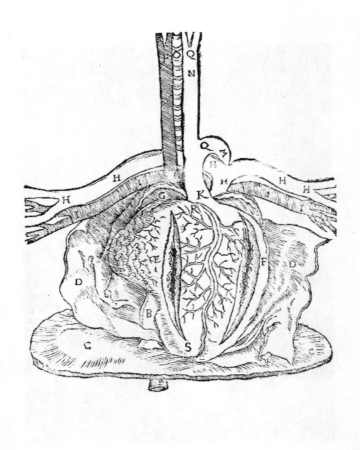

蒙德诺绘制的人体器官（心脏）插画

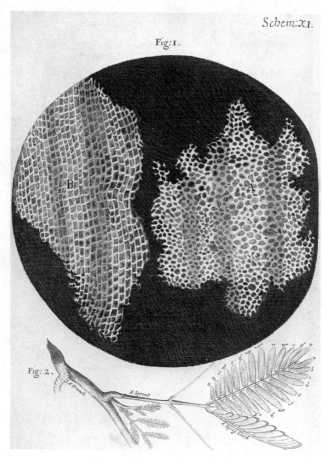

《显微术》中的罗伯特·胡克手绘图（显微镜下的软木塞），
© 惠康画廊 M0010579

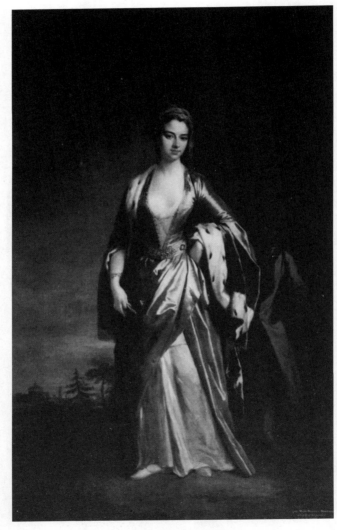

英国医学先驱玛丽夫人

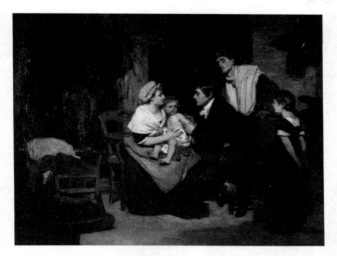

《爱德华·詹纳为孩童接种牛痘》，油画，E.E.希利绘，©惠康画廊 L0029093

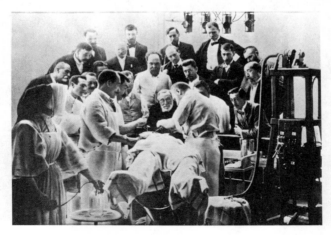

鲁道夫·魏尔肖在柏林视察一台手术，©惠康画廊 L0003782

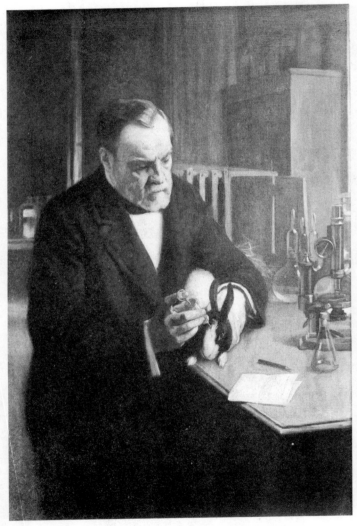

微生物学家路易斯·巴斯德，©惠康画廊 M0000148

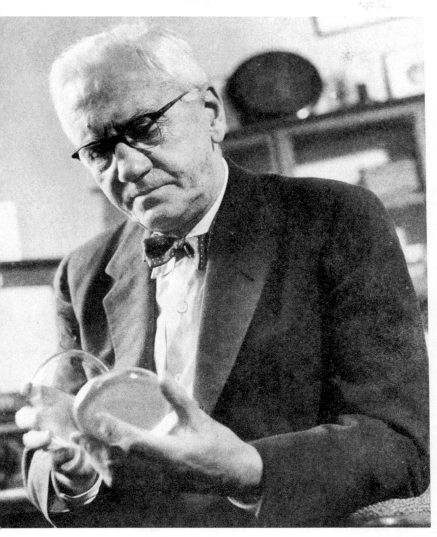

亚历山大·弗莱明，©Wiki Commons

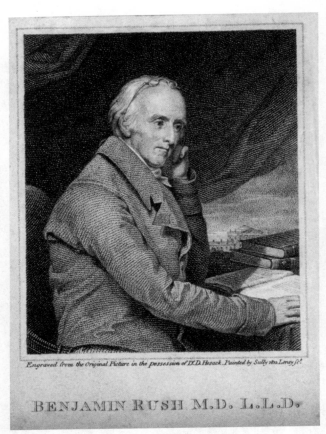

Engraved from the Original Picture in the possession of D.D. Hosack. Painted by Sully sto. Leney sc.t

BENJAMIN RUSH M.D. L.L.D.

本杰明·拉什肖像，W.S. 兰利绘（1814 年），© 惠康画廊
V0005143ER

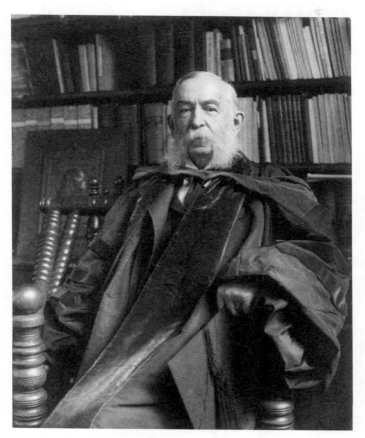

约翰斯·霍普金斯大学首任校长吉尔曼，© Wiki Commons

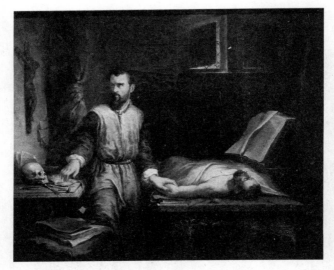

巴累在修道院中为人治病，©Wiki Commons

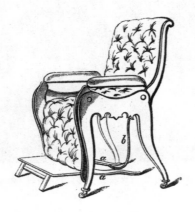

马里昂·西姆斯做妇科手术用的手术椅，© 惠康画廊 M0011135

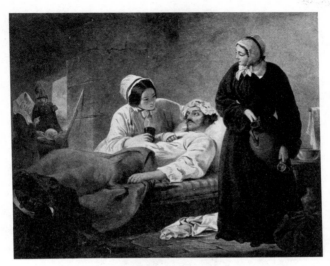

南丁格尔，彩色石版画，© 惠康画廊 V0006576

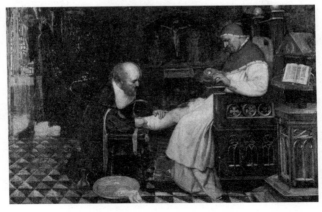

肖利亚克在包扎教皇克莱门特的腿，© 惠康画廊 V0018148

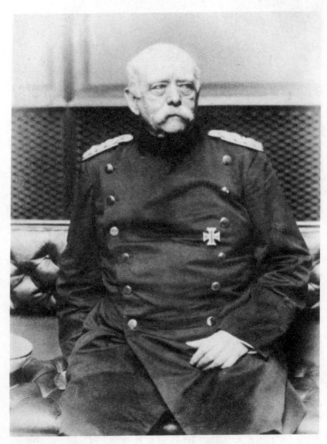

"铁血宰相"俾斯麦，德国联邦档案馆©Bundesarchiv Bild 183-R13234

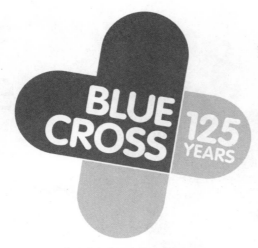

美国蓝十字医疗保险的标识

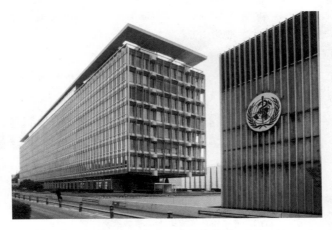

世界卫生组织（WHO）位于日内瓦的总部，©Yann Forget/ Wikimedia Commons

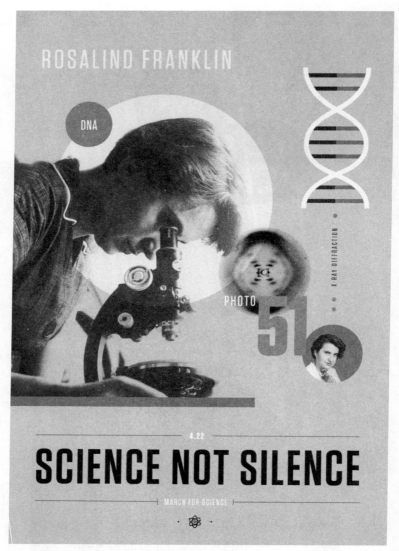

DNA 双螺旋的发现者之一罗莎琳德·富兰克林

Wars and The Great Leap of Medicine

第 11 章　战争和医学的飞跃

战争与医学

在几千年前的美索不达米亚，随着人类自发聚集成小型团体，文明的种子也被悄然播撒在这片大地上。人类的群居生活有着很多益处，如在日常生活中互帮互助，更有效地获取食物等。在某些领域具有专长的人也可以为群体里的其他成员提供服务。然而，也正是由于彼此关系的日益密切，一个主要弊端正逐渐显现。人的本性是保护私人物品和直接财产，人们的聚集程度越高，成员之间发生冲突的概率就越高。因此，人与人之间距离的拉近使得交流增加，误解增多，并最终导致战争的爆发。

人口的聚集逐渐形成不同的城镇，当相互竞争的城镇彼此靠近时，人们更倾向于用战争来解决冲突。因此，人口、城镇和文明的紧密联系不可避免地导致重大冲突和战争的发生。欧洲和中东存在许多不同的、小范围内的文化差异，因而成为战乱频发的地区。从历史上看，最血腥的两场战争是第二次世界大战和蒙古－波斯战争，分别导致欧洲分裂和中东分裂。自人类文明形成以来，战争就一直是人类历史的一部分，许多社会群体都会组织一支常备军以防战争。随着人类社会从村庄发展到国家和帝国，战争也变得更加残酷和具有杀伤力。

毫无疑问，战争给胜利者和失败者都留下了难以磨灭的伤疤。令人难以想象的是，战争越残酷，医学和外科学的发展机会就越多，一些最优秀的外科医生是在残酷的战争中接受训练的。古罗马时代医学家盖伦，最初的工作是治疗那些在格斗场上互相厮杀的角斗士。伟大的法国外科医生巴累，在弗朗西斯一世领导的战役中是一名战地外科医生，这段经历精进了他的外科技术。正如许多医生所认为的那样，如果一个人想成为一名伟大的外科医生，他就应该去战场磨炼。历史上的战争都是残酷无情的，在枪支出现之前，战场是锤子、斧头和剑的舞台，这为战地外科医生提供了充足的手术实战机会。由此可见，受伤的士兵为外科医生提供了大量可实践的案例，并推动了外科学技术的进步。但外科医生并不是人类战争中唯一的施惠者。在 19 世纪 50 年代的克里米亚战争期间，任何战争都可能带来一次光辉的发展。大英帝国卷入了一场与俄国的局部战争，战争的残酷使英军伤亡惨重，许多英国士兵和水手因医疗条件恶劣和补给匮乏而死亡。公众对士兵的待遇感到震惊，对伤员未能得到及时救治感到愤怒。但克里米亚战争造就了一个真正的女英雄，名叫弗洛伦斯·南丁格尔（Florence Nightingale，1820—1910 年）。

提灯女神南丁格尔

南丁格尔出生于意大利佛罗伦萨一个富裕的英国家庭，全家人都期望她言行举止要表现得像英国上流社会的名媛，但她因为不符合母亲的标准和期望而多次与母亲发生冲突。她接受的是传统的英国教育，学习语言、艺术和数学。尽管她是在豪宅中长大的，但她总是对住在家附近的穷人和患者感兴趣，并会关心照顾他们。她意识到乐于助人能带来内心的喜悦，于是向父母申请上护士学校。但在 19 世纪的欧洲，包括佛罗伦萨在内的任何女性都不可能上医学院。她的父母建议她嫁给一位来自同一上流社会的绅士，但她拒绝了求婚，并加入了德国新教女执事协会。

当时的宗教机构主要负责护理教育，旨在积极照顾穷苦患者，大多数护士来自教堂，而大多数医院都会与教堂有一些联系。数个世纪以来，修女在医院和在街上照顾穷苦患者没什么两样。从护理学校毕业后，南丁格尔回到了伦敦，在她负责的病房里，她以行事敏捷和清理整洁而闻名。伦敦医学界的领军人物都在哈利街行医，大家都对她的护理技能印象深刻。

1854 年，英国战争大臣委派南丁格尔组织一次救援行动来照顾君士坦丁堡的伤员。她欣然同意，并立即组织了一支护士队伍，乘船前往克里米亚。当她们到达斯库塔里军队医院时，她们震惊地发现医院竟如此肮脏，患者躺在走廊里的担架上，周围布满粪便，走廊里到处都是虫子和老鼠，既没有补给，也没有帮助。她开始实施一系列行动计划，以改善伤员的生活环境和营养条件。她把医院从头到尾打扫一遍，让身体健全的患者打扫他们所在的区域；提供洗衣服务，让患者有干净的床单；设立厨房，提供营养均衡的膳食；设立图书馆，帮助患者和工作人员进行智力开发。她不知疲倦地工作，将一座肮脏的建筑改造成未来医院的典范。

她会在晚上提着一盏风灯巡视病房，以确保所有的患者都得到应有的护理，她给伤员带来心灵的慰藉，被亲切地称为"提灯女神""克里米亚的天使"。1856年战争结束后，她回到家乡，受到了英雄般的欢迎，维多利亚女王送给她一枚刻花胸针，这枚胸针后来被称为南丁格尔宝石。后来她创立了医院和护士学校，为护理领域带来了尊重和职业精神。她的行动、决心和毅力改变了护理领域，护理自此成为一种高尚的职业，不再被上流社会所反对。

此外，在战争中服役的一些医学伟人也从中获得了宝贵的经验。罗伯特·科赫（巴斯德的竞争对手，伟大的德国微生物学家）在普法战争期间担任军医，他对炭疽病的研究始于战场，主要探究感染的本质和炭疽芽孢杆菌的休眠期。同样是在这次普法战争中，法国外科医生截肢超过10 000条，败血症发生率超过75%，这种极高的死亡率促使人们关注李斯特并采用他的无菌技术。

枪炮、细菌与抗生素

　　亚历山大·弗莱明在第一次世界大战服役期间，观察到士兵中流行的破伤风情况，发现了有效的治疗手段。他被"感染是可以被战胜的"所鼓舞，并发现了青霉素。最终青霉素得以在美国大规模生产，并在第二次世界大战期间首次使用，北非的盟军士兵接受了这种新药的治疗。对士兵来说，值得庆幸的是，青霉素发挥了治疗作用，但为了试验一种新药并评估其有效性，这些身患重伤的士兵作为人体实验对象提供机会的同时也做出了一定牺牲。

　　第一次世界大战是在全球范围内爆发的首次毁灭性战争。在大战期间使用的新式武器包括坦克、炸药、重机枪及炸弹，能把人炸得血肉模糊，比以往任何一场战争的威力都更强大。在这次大战中士兵们所遭受的创伤是以往战场中前所未见的，就像那个时代的社会正在经历交通业转型一样，战争也在向现代化转型。在战场上，马匹仍然承担着不可或缺的角色，马粪的存在造成了伤员的严重感染，这为医生治疗罕见感染提供机会。破伤风在土壤和马粪中很常见，士兵所受的巨大创伤暴露在周围肮脏的环境中，从而导致破伤风在士兵中的流行。战争期间，协约国和德国就暴发了大规模的破伤风。破伤风是由破伤风梭菌引起的，会引起肌肉痉挛、神经系统功能障碍、高血压等多种症状，成为伤兵所面临的棘手问题。

科赫研究所的一位科学家发现了一种对抗白喉和破伤风的马血清，但并没有被广泛使用。考虑到战争爆发及其双方士兵的伤亡情况，抗破伤风血清被大量生产并用于战场。由于成败在此一举，军队不得不寻找解决方案并迅速实施，因此作为权宜之计，在大规模使用抗毒素之前，没有进行谨慎且必要的试验。

战争双方的士兵都服用了抗毒素，数千人死于抗毒素引起的不良反应，然而大多数人在治疗后幸存下来，破伤风疫情也被成功控制，士兵再次成为医学实验和完善治疗手段的必要试验对象。在疫情期间，人们学到了很多东西，随后进一步研究找到应对措施，但在和平时期不可能如此迅速执行和处置分析这些治疗方法。第一次世界大战以僵局告终，而这场战争的无果而终导致了另一场更具灾难性的战争——第二次世界大战。

第二次世界大战的破坏性比第一次更大，残酷的战争促进了外科领域的发展，正如前文所述，外科手术经历了一个蜕变，在 100 年里发生的巨大变化比之前 2000 年发生的变化还要大。麻醉、无菌技术和抗生素使许多以前难以想象的手术成为可能，矫形外科和整形外科在修复伤残士兵方面取得了巨大进展。在 1939 年第二次世界大战爆发后，也就是第一次世界大战之后的 20 年，第一次世界大战的经验教训在大多数外科医生的脑海中仍然记忆犹新，并被应用到新的战场上，他们以第一次世界大战的经验为基础，完善了军事医学的技术。

　　每一场战争都为医学的发展提供了机会。两伊战争中，萨达姆·侯赛因（Saddam Hussein）总统大量使用化学武器，导致许多士兵角膜受损甚至失明，医学文献报道了大量关于这些患者的研究及其成功的治疗方法。在上一场大战即第二次伊拉克战争期间，颅脑外伤得到了有效治疗，在提高严重脑损伤后存活率方面取得了长足进步。在战争期间，去骨瓣减压术对严重脑损伤的患者十分有效，显著提高了士兵的存活率。该术式包括切除部分颅骨以减轻颅内压，与对病情的医疗管理相比，它对患者非常有益。

　　只要有冲突和战争，医生和护士就会奔赴前线帮助受难者。在混乱不堪的战场上，医生除了能够医治士兵，还能学到宝贵的经验教训，这在和平时期是不可能实现的。因为当有其他选择且情况不那么糟糕时，很难说服人们尝试一种新药或一种新的手术方式。战争期间，在

残酷、恶臭弥漫的战壕中，任何帮助和照顾都
为士兵带来福音，当他们被痛苦折磨，并且可
能年纪轻轻就独自在远离家乡的泥土中死去的
时候，他们更愿意接受和服从很多安排。无论
正确与否，士兵不仅保卫了自己的国家或推进
了一项事业，而且为医学的进步和发展做出了
巨大贡献，使无数后来人获益。

　　然而，医学和医生并不总是致力于帮助和
减轻人类的痛苦，战争史上的两起事件值得提
及并深入剖析，以解释战争期间医学的阴暗面。
医学并不总能造就像克里米亚战争期间的南丁
格尔、弗朗西斯一世战役期间的巴累、第一次
世界大战期间的亚历山大·弗莱明或普法战争
时期的科赫那样的人。

医学中的黑暗事件

　　第一次世界大战之后，欧洲诸国饱受生化
战争之苦及其对人口的毁灭性打击，进而签署

了禁止使用生化武器的日内瓦议定书。即便如此，第二次世界大战仍然没能躲过生化武器的侵袭，石井四郎（Shirō Ishii，1892—1959 年）与约瑟夫·门格勒（Josef Mengele，1911—1979 年）便是这期间使医学蒙黑的战争推手。前者是日本陆军首席医生，同时也是训练有素的微生物学家，曾负责生化武器项目；后者则是一名驻扎在奥斯维辛集中营的纳粹医生，以医学的名义对人体进行试验。

　　在战争期间，当一个国家的生存受到威胁时，有些医生会为了"国家的利益"而越界。门格勒和石井医生的所作所为令人难以置信，他们为推进医学知识所展现出的做法是前所未有的。无论出于什么原因，这种行为都不应该发生。即使在战争期间修改实践标准也不应该被允许或宽恕。医生不应参与执行死刑，也不应建议如何在胁迫下从囚犯那里获取信息。任何违背希波克拉底所描述医患关系的行为都是没有正当理由的，即使这些行为都是为了帮助他人而故意伤害正在接受医生治疗的患者。总之，医生应该勇敢地面对社会上的错误，而不仅仅是将盛行的社会规范宽恕、吸收并融入医学实践中。在任何社会和任何治理制度下，医学实践都应该坚定反对任何违背照顾和治愈他人职责的行为。

　　对于任何不幸经历过战争的灵魂来说，战争都是永无休止的噩梦。我小时候经历过战争的摧残，因此不希望这样的灾难发生在任何人身上。自从人类诞生以来，战争就一直存在，并将继续发生，这是人的本性。人类偶尔会从冲突中停下来，但难免会再次发生泯灭人性的事件，就像朝阳每天出现一样。医生应该为减轻患者痛苦做好准备，即使在极坏的境况下也要保持人性和同情心。我们希望在战场救治他人的经验能够在今后对人类有所帮助。一个人不应该在追求更高的"荣誉"时失去道德操守，当患者用渴望的眼神望向你，向你寻求帮助时，没有什么比受托为患者做最好的事更崇高的荣誉了。

柏宝辰 译， 卢亚辉 彭 欣 校

Medicine and Statesmen

第 12 章　医学与政治家

"医学是一门社会科学，政治学在很大程度上就是医学。"

——鲁道夫·魏尔肖

医学与法律

在美索不达米亚文明逐步形成时，某种形式的传统医学是该文明结构的一部分。行医者可能大多是当地的牧师、魔法师或巫师。没有行为准则或科学来指导他们的行为或决策。这种患者和行医者之间的互动是以任何适合患者的形式展开的。规范这种互动的法律完全由行医者和患者自行决定。

有关政府介入医学的记载最早可以追溯到公元前18世纪。在美索不达米亚，王朝建立于公元前1500年。古巴比伦王朝有许多位国王，其中一位著名的国王是该王朝的第六任：汉谟拉比。他在公元前1792—公元前1750年掌权了42年。他扩展了他的统治边界，最终控制了美索不达米亚全境，也就是现在的伊拉克。在执政的第30年，他制订了一套行为法典。他在法典中为王国的人民制订了282项准则。这就是1901年在伊朗苏萨发现的已知的第一部成文法典，目前在巴黎卢浮宫博物馆展出。

该法典后来被称为《汉谟拉比法典》（*The Code of Hammurabi*）。这些法令主要是关于家庭法和对盗窃财产等不良行为的惩罚。在282项准则中，9项准则涉及医学实践，2项关于兽医。这些准则规定了医疗服务的收费标准与医疗事故的合理处罚。

215. 如果医生用手术刀在患者身体上

切开一个大的切口并将其治愈，或者用手
术刀切除一个肿瘤（在眼睛上方）并挽救
了眼睛，医生会得到 10 舍客勒。

216. 如果患者是自由人，医生将收到 5
舍客勒。

217. 如果患者是奴隶，奴隶的主人要
给医生 2 舍客勒。

218. 如果医生用手术刀切开一个大切
口并导致患者死亡，或者用手术刀打开了
一个肿瘤并切到了眼睛，他的手会被砍掉。

219. 如果一个医生在一个自由人的奴
隶身上做了一个大切口并致其死亡，他要
提供一个奴隶来代替这个奴隶。

220. 如果医生用手术刀切除肿瘤时摘
除眼睛，需要支付奴隶价值的一半给主人。

221. 如果医生治愈了患者的骨折或软
组织病变，患者应向医生支付 5 舍客勒。

222. 如果患者是自由人，患者需向医
生支付 3 舍客勒。

223. 如果患者是奴隶，奴隶的主人应付给医生 2 舍客勒 ❶。

224. 如果兽医给一头驴或牛做了重要的手术并治愈了它，主人应向兽医支付 1/6 舍客勒作为酬金。

225. 如果他在驴或牛身上做了一个重要的手术并杀死了它，他应该付给主人其价值的 1/4。

很明显，医学和医学实践是早期文明的重要组成部分，医生的行为是统治者关注的问题，因为他们意识到对臣民重要的事情应该得到适当的监管，并严格执行行为准则。在这 28 项条准则中，家庭和财产对早期社会显然十分重要，医学实践和医疗事故也是如此。自《汉谟拉比法典》颁布以来，医学实践在不同程度上与官方和政治交织在一起。

随着基督教的发展，医学实践成为教会管

---

❶ 译者注：原文确实 223 与 217 条目内容重复。

理的重要一环。医生行为准则的制订者和对医生进行劝诫并制订补偿标准的机构，大多是教会内部成员。随着伊斯兰教在中东的传播及对科学发现和科学团体发展的重视，医学实践变得更加体系化，这主要收到了拉齐和阿维森纳等杰出学者的督促和影响。在欧洲宗教改革和文艺复兴时期，宗教团体对医学的影响逐渐减弱。到了 18—19 世纪，医学的地位开始特殊起来，独立于教会教义和规范。

　　随着教会在欧洲社会中地位的降低，各国政府开始涉足医学，填补了为医学提供指导、执行规则与规范的空缺。从 18 世纪开始，一些欧洲国家开始收集公共卫生统计数据，如婴儿的死亡率、寿命和预期寿命。随着医学知识的增长和对疾病微生物理论的深入理解，政府通过提供清洁水和减少城市污水、粪便来更加积极地开展公共卫生宣传活动。在强大而有能力的政府的帮助下，城市变得更加卫生和宜居，社会环境也得到了改善。

正如希波克拉底在 2500 年前所说的，提供医疗服务仍然涉及疾病、患者和医生三方。患者和医生之间的关系，其实是非常简单的交易关系。患者根据其意愿寻求医疗建议和治疗服务，通过与相关方协商确定治疗费用。有声望的医生要价更高，而年轻且经验较少的医生要的价格则低得多。当时并没有一个单一管理机构来制订医疗费用标准，但医疗事故的后果，一般是由监督医疗服务的专业协会、大学和医院来制订的。

医学与政治学

直到 19 世纪，现代政府才开始涉足医学，并意识到其对社会和个人遗产的效力和影响。这种影响一直延续到今天。德国是 19 世纪在医学与科学领域中的领导者，政府与医学的关系就是在德国开始的。19 世纪的德国产生了许多令人难忘的人物，他们对许多欧洲国家产生了巨大的影响。

德国的崛起始于 1862 年奥托·冯·俾斯麦担任普鲁士王国的首相。他所领导的国家在欧洲国家中并不被视为一个强国，说德语的人分散在许多小的邦国。他所掌管的普鲁士时期的中欧，已经不再是传统意义上的权力和工业中心。奥地利帝国和法国在欧洲的权力变动中变得更为核心和重要。凭借对自己民族的使命感和杰出的政治手腕，俾斯麦在 9 年内经历了三次战争后，将大多数讲德语的人团结在一个帝国之中——德意志第二帝国随之诞生。他于 1871 年成为帝国首任宰相，直至 1890 年。当他确保了德国在欧洲的中心地位时，他就已经成功地平衡了欧洲的力量，以避免发生战争并维持德国在欧洲的地位。整个欧洲在他搭建的框架内保持了长达 20 年的和平。他在外交和战争方面的手腕，使得 19 世纪初最杰出的外交官、奥地利政治家克莱门斯·冯·梅特涅（Klemens von Metternich）相形见绌。

在 19 世纪，德国是一个充满活力的思想王国。鲁道夫·魏尔肖是社会医学和公共卫生的先驱，他在学术思想上崇尚自由，反对俾斯麦的许多保守思想，倡导发展公共卫生和福利。他声称，社会的许多弊病和人民的疾病都可以通过正确的公共政策解决，并始终坚持推动改革。魏尔肖对俾斯麦的严厉批评，曾经一度激怒后者，向他发起决斗，但幸好最终没有真的打起来。

当时德国还有另一位哲学和经济学巨人——卡尔·马克思（Karl Heinrich Marx，1818—1883年）。他的许多作品，如《资本论》（*Das Kapital*）和《共产党宣言》（*The Communist Manifesto*），探究了德国和欧洲大部分地区的资产阶级制度。

俾斯麦在掌权期间是一位保守的决策者，反对许多自由主义者和革命者的言论。他一直主张维持现状，在执政和管理国家权力上。当他上台时，他反对任何扰乱欧洲秩序的行为。

他一成为总理，便不接受普鲁士软弱的安排，而是成为一名革命者，改变德国的国家地位，使之成为一个强大的国家。而一旦他实现了自己想要的结果，即德国的团结、强盛并成为欧洲的中心，他就逐渐趋于保守派，从一个好战分子转变为一个和平缔造者，开始维护自身的利益。俾斯麦的政治哲学是攫取权力、占据优势，然后保存权力。

俾斯麦意识到革命力量在欧洲日益壮大，为了反击这些力量对于他保守的国内政策方针的反对论点，他提出了一些独特的、开创性的工人改革方案。

1883 年，俾斯麦通过了《疾病保险法》（Disease Insurance Law），以保护患病期间的工人。该计划包括成立由工人和雇主共同建立的地方委员会，以支付雇员的医疗费用。1884 年，他通过了《意外保险法》（Accident Insurance Law），并于 1889 年将《养老金和残疾法》（Pension and Disability）引入立法。

这些连续出台的法律，旨在通过安抚工人在工业革命期间开始变得越来越不安的情绪。医疗保险法主要针对大城市，最终也扩展到农村地区。参与人数在第 1 年就猛增到 300 万，这个计划很受公众欢迎。

全面改革非常成功。在社会福利法颁布之前，德国移民数量非常高。在那之前，年轻人大多移民到美国工作。社会改革后，移民到美国的人数大幅减少。人们更愿意留在德国工作，享受当时任何现代社会都无法比拟的安全网。到 1912 年，社会民主党在国会占多数。这些医疗计划为社会民主党人创造了一个选区，一旦人们意识到这些计划的好处，他们就想留住那些大力支持这些计划的政客。

俾斯麦的医学改革

俾斯麦是一位划时代的欧洲政治家。他有幸成为威廉一世（Wilhelm Ⅰ）的宰相，威廉一世活到 90 岁，一生都支持俾斯麦。长期担任宰相使俾斯麦能够试验并制订法律，而这是那些地位不稳的政客无法做到的。他漫长而杰出的职业生涯，使他有机会在第二帝国初期实施保持德国社会团结的必要措施。

俾斯麦体系盛行，但他的其他大部分成就都被他的继任者毁掉了。威廉一世的孙子威廉二世（Wilhelm Ⅱ）与法国和英国进行了一场不明智的战争（第一次世界大战），推翻了俾斯麦精心建立的国家，第二帝国在 1919 年魏玛共和国创建时宣告结束。俾斯麦留下的影响最为深远的遗产，是他推动的《医疗保险法》，历经魏玛共和国、第三帝国的崛起和第二次世界大战的战败，该法仍持续运行，并成为德国社会结构的重要组成部分。该体系不仅在德国幸存下来，而且在第二次世界大战期间还输出到了法国、比利时和荷兰。盟军取得了胜利，赶走了纳粹，但这些欧洲国家保留了德国强加给他们的制度。该体系在这些国家蓬勃发展，俾斯麦的医疗

233

保险改革，也成为他的永久遗产。许多政界人士都注意到，为了留下遗产，医学与任何外交政策一样重要。在20世纪，政客、实业家、亿万富翁、资本家、宗教运动、律师、社区组织者，以及基本上任何有抱负的社会成员，都会率先投身于医学实践和交付，希望留下一笔"医学遗产"。

俾斯麦将政治实践引入医学领域。政治从此成为医学难以摆脱的伙伴，给医学实践带来了自身的优势。但是更重要的是，政治暴露的缺陷也在于医学实践。第二次世界大战后，欣欣向荣的西方国家希望得到公众的支持，并通过提供药品吸引选民投票。除了宗教，医学在大多数社会中无处不在。几乎每个人从小到大都受到过医学的影响，几乎每个人从出生到死亡都参与了医学的实践。它成了一个吸引政客参与的领域，忽视它几乎是一种政治渎职。

丘吉尔与英国国家卫生服务体系（NHS）的诞生

政府对医学的下一次重大介入发生在英国。在破坏性的第二次世界大战期间，英国不断遭到德国飞机的轰炸，人民群众被物资短缺、杀戮和席卷整个大陆的混乱所摧毁，英国政府撰写了一份关于战后英国社会改革的报告。英国经济学家和社会改革家威廉·贝弗里奇（William Beveridge，1879—1963 年）被选中发表这份报告。

经过 1 年的研究，贝弗里奇先生于 1942 年发表了题为《社会保险和联合服务》（Social Insurance and Allied Services）的报告。在他的报告中，他确定了英国社会需要打击的五个"巨大邪恶"。这五种邪恶是贫穷、疾病、无知、肮脏和懒惰，这些崇高的乌托邦理想和目标在这场英国经历过的最大的战争中显得不切实际，然而，这被丘吉尔都直接无视的演讲和报告，一经发表却深受公众欢迎。一项公共调查发现，95%的人听说过该报告，许多人对这个报告表示认同。

在战后时期，渴望得到认可的政客并没有忽视这一点。1945年大选期间，工党和保守党一致同意实施贝弗里奇报告的部分内容，其中包括提供全面的医疗保险。英格兰的建议非常激进，政府将成为医疗保健的核心角色，这与俾斯麦在政府监督下的地方计划不同。

工党在1945年的选举中获胜，新总理克莱门特·艾德礼（Clement Attlee，1883—1967年）提出了立法《国家卫生服务》（National Health Service legislation），并推动其成为国家法律。1948年7月5日，英国卫生部长阿内林·贝万（Aneurin Bevan，1897—1960年）大步走进曼彻斯特的帕克医院，启动了国家卫生服务体系（National Health Service，NHS），并在卫生保健领域引入了一个激进的理念。该计划将医院、医生、药剂师、牙医、配镜师和许多其他医疗工作者纳入同一个机构，由从群众中征收的税款进行控制和资助，并在服务点向所有人免费提供服务。这家现在被称为特拉福德总医院的医院是 NHS 的诞生地。当时《曼彻斯特卫报》（*The Manchester Guardian*）的报道中就使用了贴切的标题——"医院的转移"。贝万先生走到一位不知情的 13 岁患者西尔维亚·迪戈里（Sylvia Diggory）的房间，并带着摄影师来纪念这一时刻。卫生部长站在医院院子里，护士和医生像战败士兵一样，向新征服者致敬，这张照片很好地说明了 NHS 试验的自大。该报在照片下方有这样的说明："将这家医院移交给部长是昨天全国各地发生转移的象征。"

新成立的委员会负责管理英国 3000 家医院中的 2700 家。对于贝弗里奇来说，这是一个巨大的胜利，他设想的服务完全由纳税人出资，由政府管理，为所有患者免费提供。政客们很快意识到，医疗保健并不是那么简单，仅仅在成立几年后就面临着财政问题。为弥补飞

涨的开支而提出并颁布的改革导致贝万辞职以
示抗议。

NHS 的成功和教训

NHS 经历了许多成功和挫折。英国所采用
的制度并没有影响其他国家，该模式也没有像
整个欧洲采用俾斯麦制度那样被采用。我认为，
英国政客没有采用俾斯麦制度是因为该制度的
起源国。俾斯麦制度已经试行了近半个世纪，
而且有着良好的历史记录。而第二次世界大战
后，英国很难采用德国人创造的制度。就像丘
吉尔服用磺胺类药物一样，这是德国的发明，
但是英国报纸错误地宣称丘吉尔服用了青霉素，
因为这是英国的科学发明。一旦政客涉足医学，
他们就会带来禁忌、政治算计、谈话要点、策
略、定位及对最大认可度和名望的追求。

NHS 的基本缺陷和不足在于其初衷。贝弗
里奇先生崇高但近乎幼稚的愿望（消除贫穷、

无知等）促进了 NHS 的诞生，再加上贝万在推
出该计划时寻求公众关注的行为，都使得整个
活动不是为了服务于人类，而是一场为了彰显
政治家的自尊心而举办的盛大活动。俾斯麦对
医学的恳求是为了保护德国社会和许多德国工
业所需要的工人。俾斯麦从来没有像创建国家
卫生服务体系那样通过该计划做出任何宏大的
声明。俾斯麦计划开始的规模很小，逐渐在德
国社会中有机地发展和壮大。采用德国版医疗
服务的国家数量充分说明了俾斯麦的成功。

　　加拿大走的道路与英国不同。加拿大采用
政府资助的保险。1984 年，加拿大通过了《加
拿大卫生法》（Canada Health Act），简化了卫
生保健系统。政府向所有人提供医疗保险，由
纳税人出资，医疗保险公司向地区运营商提出
保险索赔，以获得付款。手术、住院和药物的
费用由政府控制。国家政府规定了服务和药物
的支付率，但患者和医生的关系仍然不是政府
的范畴。这是一个远远优于 NHS 的系统，在

239

NHS 中，医疗过程中的各个方面都是政府的管理内容。

自俾斯麦以来，大多数西方国家的政府都在医疗和提供护理方面发挥了作用。一旦政治家意识到对选民的潜在影响，医学就开始和政治交织在一起，无法独立存在。它们必须相互依赖，以维持系统的正常运行。20 世纪是政治医学成为大多数社会结构的世纪。在第二次世界大战后的全球秩序（美国和平）中，西方社会经历了前所未有的长期和平与繁荣。他们战后的努力不是为了建立庞大的军队或征服邻国及遥远的地方，大多数政客的精力和努力都投入到了重组国家福利上。

美国的政治家并不能抵御医疗的全新诱惑，最终像许多西方国家一样投身于提供医疗服务。

政治家和医学之间的联系开始于俾斯麦建立的医疗保险计划，并已经维持了 100 多年，而且没有改变的迹象。提供医疗服务已成为许多西方民主国家的基石，也是许多西方政府和发展中国家的当务之急。自俾斯麦以来，无论好坏，医学和政府之间的关系都变得更加纠缠不清。医学不再只是患者和医生之间的契约。一个新的参与者被推到了 1 个世纪前尚未存在的医疗模式中，即政府。

孙浩宁　译，　彭　欣　林海淼　校

241

American Health Care

第 13 章　美国医疗保健

美国医学发展的特点

正如美国的国家思想是由意识形态所约束，而不是靠共同的祖先约束一样，美国的医疗保健也是独具一格的。最开始，国家通常是在强者领导下，由聚集在同一片土地上的具有共同背景和文化的人们建立起来的。后来，精通人类历史文明的开明人士创建了一个不受宗教组织影响、不受任何国王或王后约束的国家。而美国将不同于以往的任何一个文明社会和强国。富兰克林（Franklin）和杰斐逊（Jefferson）对于以往的政权更迭可以说是了如指掌，决心要创建一个持久的政府体系来对抗传统的思想观念。

　　不受政府干涉和侵犯的个体自由理念是美国得以独立于英国的基础。新的美国体系旨在服从将多元文化和民族融合在一起的意识形态，而不会偏向任何人。这实在是一场实验，没有任何人能确定它最终的命运走向。尽管困难重重，美国独立战争最终还是取得了胜利，一个新的国家随之诞生。它力图保障个人权利，为人们提供追求梦想的自由与自主权，最大限度地减少中央政府的干预与微观管理。

　　这种美国特有的哲学思想开始逐渐延伸并应用于其他领域，医学便是其中之一，追求独立思想的意识形态在此生根发芽。在共和国成立初期，美国的医疗体系是在没有中央政府监督或指导的情况下自然发展的。本杰明·拉什（Benjamin Rush）是所有签署《独立宣言》的人中唯一的一位医生，但他没有为医学实践或医生教育提供任何的指导方针或规定。

　　在这种自由的环境下，美国医学以一种不受监管，甚至是分散的方式"野蛮生长"。美国当时的医师培训大多为学徒制，医学生只需要在当地医院跟随老师完成见习任务即可，对于能力没有任何要求。而且由于缺乏高水平医科大学，医生与大学之间也没有任何联系。即使是在如此混乱的情况下，医生们还是做了大量的实验，并且不会因为想法和实践违背公认的执业医生标准而受到任何惩罚。

特殊环境下的特殊成果

令人意外的是，这种不受监管、打破传统的医疗环境反而促成了一些不错的成果。美国是首个为女性颁发医学学位的国家，第 1 例无麻醉的腹部手术、麻醉技术和麻醉气体的首次应用也发生在美国。但除了这几个喜讯以外，更多的是让人失望的消息。在当时的美国，行医操作很不规范，全国的医生教育体系标准无法统一，医生的素质良莠不齐，没有公认的机构为合格的医生颁发执业执照。医学相关协会

与医学类大学既不够强大，也不重视对执业医
师的监督。而在当时的欧洲，情况却恰恰相反。
几乎只有培训经验丰富的大学才有医师培训资
格。当地的医师协会负责严格规范医师的执业
行为，一旦发现有医生不遵守当地法规和道德
规范，将剥夺其医师执业资格。

正如美国医学随性自由的本质一样，美国
提供的医疗服务也是不受监管，而是由地方自
行决定的。大多数人需要为接受的治疗向医生
支付费用，而最终的价格由患者和医生共同协
商决定。在这个过程中，医生在当地民众中的
声誉是确定医疗价格的关键因素，有声望的医
生收取的费用会高于年轻且缺乏经验的医生。
正因如此，大多数地方的医疗价格就像医生的
素质水平一样参差不齐。

20 世纪 20 年代，弗莱克斯纳的报告引发了
美国的医学教育改革，医学教育质量与医生水
平得到了显著提升。各个州通过向考核合格的
医生颁发执照以规范医疗实践，从而精减了每

个州的医生数量，并且通过减少医学院校及毕业医生的数量，进一步减少医生的数量和提高医生薪资。

美国医学的改革和转型并非由政府发起，而是由 20 世纪初富有的实业家推动的。美国政府仍然没有兴趣管理药品或为人民提供医疗服务，政治家也专注于其他事务而任由医学自由发展。例如，泰迪·罗斯福（Teddy Roosevelt，1858—1919 年）专注于扩充海军，想让美国成为超级大国；伍德罗·威尔逊（Woodrow Wilson，1856—1924 年）想要借助国际联盟和战争手段建立一个新的世界秩序，结束所有的战争；卡尔文·柯立芝（Calvin Coolidge，1872—1933 年）则在大多数情况下（即使发生自然灾害）都不支持政府干预。

退伍军人的医疗困难

只有一个群体得到了政府始终如一的关注，

并积极地为他们提供医疗服务，那就是美国的
退伍军人。为了鼓励征兵、组建常备军与英国
作战，1776 年的大陆会议承诺为应征入伍与英
军作战的士兵提供养老金和医疗保障。独立战
争结束后，政府建立了士兵之家，为受伤的退
伍军人提供治疗。在随后的南北内战中也有大
量士兵受伤，因此救治伤兵的承诺一直沿用至
内战后时期。在随后的战争中，美国政府更多
地参与到为伤兵提供正规的医疗服务中。随着
每场战争中的创伤逐渐加重，医学救治也随之
变得专业化起来。很快，救治士兵的退伍军人
之家演变为由美国政府管理的医院，用于诊治
从国外战场归来的伤兵。由于第一次世界大战
首次使用了坦克和包括生化武器在内的致命武
器，导致士兵伤亡惨重。战后，由于伤兵需要
专门的护理，美国政府为此颁布了法令并专门
设立医院来照顾他们。国会则负责拨发资金，
用于租赁私人医院并建立专门治疗复杂战争创
伤的新医院。

比第一次世界大战更具破坏性的第二次世界大战，以及越南战争、第一次波斯湾战争和伊拉克战争带来了更多的负伤退伍军人，为退伍军人修建医院、扩大服务的预算也随之增加。美国人民做出了救治参战士兵的道义承诺，并坚持为回国的士兵提供积极的医疗支持。美国人的这一共识促使退伍军人管理局（Veterans Administration，VA）增加预算，用以建设新的医院和雇佣更多的人。退伍军人医院系统是仅次于五角大楼的第二大官僚机构，预算将近2000亿美元。而退伍军人管理局负责监督和管理超过150家医院与800家诊所，已经成为一个庞大的组织。

退伍军人管理局系统就像英国的国家医疗服务体系一样，医院由政府所有，医生和护士由政府雇用。此外，退伍军人管理局系统也是美国医疗培训的支柱，许多医学生和住院医师在退伍军人医院接受培训，退伍军人只要能在这些医院就可以得到很好的治疗。但是，弊端也是显而易见的。正如大多数医生所知，治疗的等待时间很长，而且很难改革官僚体制，因为在整个过程中的每一个方面都由中央权威机构决定，而在中央权威机构中充斥着政党之间的争论、钓鱼、政治定位、地盘之争及效率严重低下等种种问题。由于每个人领取的薪水都是一样的，医生和护理人员没有动力提高工作效率、增加患者的诊治数量。因为即使一个人工作更加努力，救治更多的患者，他得到的薪水与干活少的人也是一样的。退伍军人医院的等待时间长早就已经是众所周知的问题了，即便增加预算，也未能缩短漫长的等待时间。此外，退伍军人管理局在购买医疗设备上浪费了很多钱，他们通常以高于市场的价格购买最昂贵的医疗设备，但利用效率却低于私立医院。

　　除了退伍军人之外，在历史上美国政府几乎没有意愿涉足私人医疗保健行业。俾斯麦在19 世纪 90 年代引入了健康保险的概念，从而改

249

变了这个传统。很快这一概念受到了德国公众的广泛欢迎，因为它减少了德国的移民，并改善了民众的健康状况。除了为退伍军人提供医疗保健外，美国政府没有提供其他医疗保健服务。与许多其他领域一样，美国的私营部门为医疗保健提供了解决方案。健康保险计划始于20世纪20年代的得克萨斯州达拉斯市，该市的贝勒大学医院为当地教师协会提供了一项福利：只要每年固定支付6美元，即可获得21天的住院治疗。蓝十字（Blue Cross）医疗保险就此诞生，并且事实证明，这项计划大受欢迎。很快，达拉斯的其他企业家就与贝勒大学医院签订了合同，为他们的员工提供同样的福利。蓝十字医疗保险集团计划逐渐遍布全国各地，由个人协商得到的固定价格支付医疗费用的观念在这个体系中根深蒂固（此后一直是公司人力资源部门头痛的问题）。

但是，蓝十字医疗保险的投保对象不包括诊所和医生办公室人员。蓝盾（Blue Shield）

保险公司的诞生弥补了这一不足，最初在太平
洋西北地区，一群企业家与医生团队签约，为
他们的雇员提供医疗服务。在 20 世纪 40 年
代，蓝盾为加州的医生提供医疗保险，很快遍
及全国。由于政府没有参与私营部门提供的保
健服务，因此在制订能够提供全面保健服务的
单项保健计划中困难重重。保健服务的提供与
支付被分割成了不同的部分。这种混乱的局面
此后一直存在。这就是医院与医生代表着不同
利益关系与竞争关系的根源。美国医学会关注
的是医生的报酬，而美国医院协会则对如何保
护他们的报酬感兴趣。这种医院和医生的对立
并没有带来有效的"市场"。在这个市场中，权
力方本想减少成本，却得到了一个低效率、高
成本和存在不必要竞争的市场。1982 年，蓝
十字和蓝盾最终合并，但在此之前，其无效的
支付系统已经渗透到了更广泛的医疗保健系
统中。

美国的医疗保险改革

私人健康保险在全国的快速崛起源于政府的一项行动。在第二次世界大战期间，美国劳动力市场非常紧张。政府颁布了工资和价格控制措施，以防止通货膨胀和哄抬物价，同时也导致雇主很难招到工人。由于无法提高新员工的工资，雇主转而利用附加福利来吸引新员工，他们认为医疗保健福利和病假不属于工资的一部分（其实是错误的！），可以在不违反工资控制条款的情况下提供。这一观点也得到了美国劳工委员会（United States Labor Board）的同意。很快，雇主们开始为他们的雇员提供医疗保险计划。公共部门也纷纷效仿私营公司的做法，为公共部门雇员提供医疗保险。在随后的数十年里，私人健康保险的参保人数激增，在今天的医疗保健环境中达到顶峰，约有 50% 的人口通过雇主获得医疗保险。

1965 年是美国医疗的改革年。在 1965 年以前，政府唯一参与的医疗服务是对退伍军人的护理。而在这一年，政府在医学领域进行了首次重大变革。林登·约翰逊（Lyndon Johnson）在立法中引入了医疗保险制度和医疗补助制度。富兰克林·德拉诺·罗斯福曾试图将医疗保险纳入社会保障法，但未能成功。杜鲁门（Truman）总统试图通过全民医保法案，但未能在国会获得足够的支持。林登·约翰逊在成为总统之前是一位经验丰富的立法者，他通过立法使许多没有保险的人获得了保险，但医疗保险行业仍存在一些空白。例如，老年人无法在市场上买到医疗保险，因为老年人没有工作，而且年龄高会产生很高的保险费用。老年人的参保成本太高，而且不利于企业的发展。此外，穷人负担不起保险费用。政府则填补了医疗保险行业遗留的空白。事实上，医疗保险行业倾向于为健康人群提供保险业务，因为他们不像老年人需要那么多的医疗保健。该计划的首批受益者是杜鲁门夫妇。这位前总统和他的妻子贝丝（Bess）都是正派人士，在总统卸任后的几年里，他们从未想过从总统职位上获利。他们经济条件不是很好，甚至没有房子，更不用说医疗保险了，但夫妇二人的性格很好。杜鲁门夫妇是最佳的首批受益者，医疗保险满足了他们的健康需求，使他们能够安度晚年。

医疗保险和医疗补助的缺陷不在于其目的，而在于其实施。由于政府在管理保健计划方面的知识和技能有限，因此寻求蓝十字和蓝盾来制订此项计划。毫无疑问，蓝十字和蓝盾设计了一个与它们的模式相似的系统——医院护理计划（A 计划）与医生服务计划（B 计划），从而使它们有缺陷的系统（蓝十字和蓝盾的系统）进一步渗透到了更广泛的医疗保健系统。针对不同医疗服务的不同计划使得本该用于一致保障共同利益的计划逐渐演变为日益激烈的利益之争。更重要的是，这使得医疗服务的性价比变得更低。

继约翰逊总统上任，直到 2019 年，许多总统都试图实现全民医保。可是，尽管做了很多努力仍未实现。医疗保险制度在共和党的强烈反对下获得通过，但很快它就成了政治的第三轨，没有人敢试图挑战它或改变它。此后，医疗保险和医疗补助成为标准的政治竞选主题。政客们经常互相指责对方的行为破坏了医疗体系，无视医疗服务新理念的价值。此外，政府也增加了一些其他项目，以覆盖更多在医疗保险市场上无法获得保险的人，如穷人、儿童和孕妇。

　　第四种体系起源于古代，在美国一直沿用至今。这种模式是患者自己寻求治疗，并亲自为医院和医生支付费用。但是，这种模式的问题在于医疗护理、计费和服务价格之间的分裂性，表现为服务价格被抬高，随后对持有医疗保险和私人健康保险的群体大幅打折，但不包括单独的自费患者。因此，这种模式主要适用于负担不起保险或没有资格参加政府保险计划的人。但是，这种模式在当前的美国医疗保健体系中是行不通的。因为在这个系统中，许多参与者没有做到把任务精简化，反而针对同一件医疗保健事件的不同部分收费。

例如，一位患者的眼眶出现肿块，可能是位于眼睛后面的肿瘤。假设这是良性病变，医生通过手术切除了肿瘤。以下是这位患者本次医疗事件的部分费用明细：外科医生门诊费，CT扫描设备费，放射科医生专业费（用于解读CT），外科医生手术费，医生助理费（如果外科医生需要额外人手），医院设施费，麻醉师费，以及病理学医生读取标本的费用。

如果患者没有保险，就不可能与所有这些不同的人员协商得到公平的价格。依据本人实际经验，这并不是个别情况，多年来这样的例子已屡见不鲜。上文提到的是一个良性病变的患者。实际上，淋巴瘤是最常见的情况，患者需要支付肿瘤医生的诊费及化疗、放疗等费用。蓝十字和蓝盾最初的模式虽然是开创性的，应用于医疗保险和医疗补助采纳，甚至渗透至整

个医疗系统，但这也使得它成为世界上效率最
低、最烦琐、最昂贵，甚至对患者不友好、毫
无帮助的医疗保健服务系统之一。

在撰写本文时，据大致估算，企业家提供
的私人健康保险已涵盖超过 1.5 亿人，医疗补助
计划及相关项目为 6500 万人提供了保险服务，
老年医疗保险制度覆盖 5500 万人，未参保人
（自费患者）达到 3000 万人，非企业提供的私
人健康保险覆盖 2000 万人，另有大约 900 万名
退伍军人在退伍军人医院接受治疗。

在 21 世纪，美国的医疗保健由四个主要体
系组成，这些体系在理念和议程上相互矛盾，
共同为美国公众服务，或者更准确地说，为美
国患病人群服务。具体来说，退伍军人管理局
医院的管理方式类似于英国国家卫生服务体系；
医疗保险、医疗补助和其他类似于加拿大系统
的政府健康保险计划，即政府与医院和医生协
商费用，由纳税人提供资金；私人保险模式则
与俾斯麦的模式大致相似，由企业家、雇员和

257

地方管理的个人提供资金；第四种模式称之为拜占庭模式，即个人直接向医疗服务提供者支付医疗费用。这四个系统共同组成了美国的医疗保健系统。一些人认为，这个系统为公众提供了不同途径的医疗服务。但这个观点并不合理，因为目前相互竞争的医疗体系并没有提高医疗服务的成本效益。

美国的医疗保健制度和创造它的统治体系一样独特。它将相互竞争、相互脱节、完全不同且互不相容的系统融合在一起，以满足不同的医疗保健需求。为了满足来自私营保险公司、政府计划和个人之间相互竞争且相互矛盾的支付需求，医疗服务提供者、医生和医院共同创建了一个复杂的交付系统。然而，该支付系统的复杂性只适用于那些没有直接参与医疗服务的人，却让护士、医生和医疗服务提供者无法忍受。

这种医疗保健系统的构成导致了一种现象，即在同一医疗机构，由同一位医生提供相同的医疗服务，却产生了很大的价格差异。而价格取决于行政官员或华盛顿特区游说团体的谈判技巧。国会每通过一项"改革"，这个系统就会增加一层新的复杂性。由于政府是医疗保健领域的一个重要参与者，致使不同的利益集团通过有效地游说州立法机构和美国国会得以进入这一领域。成功进入医疗保健行业的各类专家都会将他们的理念和实践引入医学领域。例如，律师引入了强有力的文案，以避免最可能出现的债务问题；商人引入了利润最大化的想法；会计师引入了公司结构以减少税务负担；经济学家引入了货币激励以降低成本等。许多医疗保健领域的新参与者不符合医学的理念和道德规范，这是可以理解的，因为他们对医学并不熟悉。为此，医生改变了他们的规范，以适应所有新的行业和相应的行业文化能够融入医学领域。这种方法产生了一个充满竞争的、混乱的医疗保健服务系统，也形成一个客观目标和主观目标不同步、甚至很多情况下是相互矛盾的医疗保健环境。医生和护士并不排斥所有专业阶层的改变，而且他们很快就适应并默许了这种改变。在这整个过程中，医学不再只是医生和患者之间的契约，而成为国家经济体系的一部分。这个体系包含选民、政治活动家和有抱负的政治家，也混杂着相互竞争的理念、不同的职业文化、政府机构及不断变化的政策。医生未能将这些新成员和他们的专业知识整合到一个以希波克拉底誓言为核心的整体。有太多的职业和利益必须满足，它们挤占并扭曲了医学的主要使命：照顾患者并使他们恢复健康。

美国医保中的矛盾之处

由于医学领域中新参与者的加入，医疗保健行业的使命开始出现一些矛盾点。最好的医疗保健应该是永远不需要就医，医生应该把保持人类健康放在首位，这样人们就没有必要寻求医疗服务，但这违背了医疗行业的经济利益。

医疗保健的可耻之处在于：将医疗服务公然商
业化，企图通过促进医疗保健的过度消费来增
加收入。在价值 2000 亿美元的广告业中，医疗
服务和药品的广告每年占 100 亿美元。而营销
顾问则是制药公司、医院和医疗实践的重要角
色。虽然美国国营公司遵守广告业的一些标准
要求，不过分夸大药品或医疗手术的价值，但
它们在本质上仍然是掠夺性的。由于政府无法
对每个社区的每一个广告都进行监管，导致一
些地方医院和医生会公然做虚假广告，却不会
引起不良影响。

261

自从医疗行业的道德标准开始与包括市场
营销在内的其他行业的理念相结合以来，医疗
保健服务者和制药公司就增加了原本很少使用
的药物或手术的需求。这些公然的、自私的行
为对广大公众造成了伤害。每一个收看晚间新
闻或收听广播的人都可以证明，药品和医疗手
术的广告充斥在各个广播频道，使得新闻和娱
乐业依赖于这些医疗业的广告收入。媒体公司、

医院、登上广告的医生和制药公司都从这些广告方案中获益，因为这些广告增加了医疗手术和药物的使用，但最终却损害了患者和广大民众的利益。

除此之外，医疗行业还把资金和精力花在影响医疗实践和支付、但是对患者没有好处的领域：游说立法者保护他们的利益。由于政府是美国医疗保健领域的最大支出者，医疗行业自然会通过花钱来推动对他们有利的法律提案，或者不顾患者利益而废除损害他们底线的法律议案，而这所有的一切都打着为了患者安全的口号。据 OpensSecrets.org 的数据显示，2017年医疗保健行业的游说支出占华盛顿特区游说资金的很大一部分。

以下是 2017 年最大的消费群体名单。

1. 美国商会。

2. 全美地产经纪商协会。

3. 商业圆桌会议。

4. 美国药品研究和制造商协会。

5. 蓝十字与蓝盾协会。

6. 美国医院协会。

7. 美国医学会。

这些具有影响力的机构已经进入了医疗行业，并改变了医疗服务的提供方式，使人与人之间简单的交易变得复杂化。医学本该以患者的最大利益为中心，在医生的专业诊疗下促进患者恢复健康。然而医学的这一基本职能被掩埋在层层的官僚体制、法规和咨询顾问之下。不幸的是，已经无法兑现医生对患者的基本承诺及两者之间的契约，医生也无法为患者提供最好的医疗服务。

直到 19 世纪末，医学仍然如希波克拉底所设想的那样。希波克拉底曾说：医学的艺术包括三件事，即疾病、患者和医生。这在 19 世纪末依然适用，因为当时的医疗服务仅限于教堂、慈善医院、大学、营利机构和独立医生。医疗实践仍然是小规模和地方性的，不涉及很多阶层。随着公共政策在医疗实践中的引入，许多社会阶层通过说服决策者也参与到医疗实践中来，他们能为医疗实践带来价值以改善医疗服务。在 20 世纪，许多社会阶层加入了原先只有患者、医生和疾病的局面中，其中包括政治家、律师、经济学家、会计师、行政管理人员、经理、政策专家、出纳员、商人、营销专家、财务顾问、战略顾问、利用专家、高薪首席执行官、私募股权所有者、投资者及最近的信息技术专家。

在 21 世纪之交，医学科学的进步对许多人来说是一个奇迹。而对另一些人来说，提供医疗服务则可能是一场"噩梦"。

林海淼　译，　孙浩宁　柏宝辰　校

The 21st Century and the Era of Copy Paste Medicine, Marketing, and Financial Engineering

The 21st Century and the Era of Copy Paste Medicine, Marketing, and Financial Engineering

第14章 21世纪的电子病历、医疗市场及金融化

新世纪的医学成就

21世纪初，人类的健康水平显著提高，医疗措施发展也取得了相应的成效，医学及其发展前景终于得到了充分的体现。在过去的100多年里，医学可谓是取得了举世瞩目、甚至是奇迹般的进步。20世纪初，绝大多数传染病都是致命的。不仅婴幼儿的感染性疾病死亡率极高，甚至连青壮年都可能被常见病原的感染轻而易举地夺走生命。因此，当时人类的预期寿

命只有 40—50 岁。但是在 100 年之后的西方发达国家和许多亚洲国家，人类的预期寿命几乎可以达到 80 岁。

在 20 世纪，人们主要通过推行大规模免疫接种及改善公共卫生环境（如提供洁净的自来水并建立完善的排污系统）来抵御传染病。后来，随着抗生素的应用，传染病逐渐得到了控制。与此同时，人们对疾病的病理生理学认知逐渐加深，治疗慢性疾病的新型药物被不断地研发出来，人们也开始选择更加健康的生活方式。在人们的共同努力下，高血压、糖尿病等慢性病也逐渐得到了控制。至于癌症，这个数十年前"死刑"一般的存在，目前也可以通过手术、放疗和化疗等方式进行有效的治疗。

另外，外科手术的发展堪称奇迹。随着手术切口越来越小，患者恢复所需的时间逐渐缩短，手术的安全性也随之提高。这使得许多患者无须住院即可完成手术，这种手术也被称为门诊手术。其中，无菌术的发展显著降低了患者的术中及术后感染率。X线、CT成像、磁共振成像等新的影像学技术也开始出现，并逐步应用于外科手术中。因此，术者能够在术前准确定位病变位置、了解病变的病理特点，从而制订针对性和目的性更强的手术方案。这些新的技术和设备共同推进了医学的发展，使得相关疾病的治愈率得到了根本性的提升。

在20世纪中期，人们担心HIV病毒可能导致大规模的传染。令人庆幸的是，科研人员和医护人员对其进行了成功的控制和有效的管理。自从1918年的流感大流行以来，纵使人们对长途和国际旅行的需求日益增加，但是至今也没有再出现过重大的流行性疾病，这都意味着医学界已经能够阻止重大疫情的暴发了。现代社会使整个世界紧密地连接在一起，世界卫生组织等国际卫生组织可以帮助各国协调应对疫情的措施，并建立共享疫情信息的渠道。

当21世纪到来的时候，许多人都相信人类将进入一个新的时代：工业时代结束了，信息时代即将到来，新的技术不断改变着人类的生活和交流方式。人们开始狂热的追求新兴技术，甚至为此失去理智，一掷千金。除了观念上的改变，这些技术还摧毁了如旅行社、录像带租赁店等行业，重塑了包括商业在内的众多领域。

科技革新冲击医疗行业

这些新技术所带来的革新也对医疗行业产生了冲击。在千禧年临近之时，科技公司都忙于维护电脑，大家一致认为全世界的电脑都会在 2000 年 1 月 1 日的钟声敲响时出现故障，科技公司为此花费了大量的金钱，这次事件也被称为"千禧年大维护"。然而，当新年的钟声敲响时，预想的崩溃和故障根本没有发生的迹象，那一天如同人类文明中任何平常的一天一样度过。

在 2000 年之后，这些科技公司将注意力转向曾经拒绝接受其帮助的行业。而医疗行业对于他们来说正是一个未被改变的，而且是有利可图的领域。因此科技公司开始进军医学行业。很快，这些新的技术就被引入到了医疗管理领域。在计算机强大的功能帮助下，记账、日程安排与收款都实现了自动化，书面工作的减少为人们带来了极大的便利。科技使得医疗行业发生了巨大的变化，这个变化堪比在房间里放入一只 800 磅（约 363kg）的大猩猩一样明显。检验科与放射科率先应用了这种信息系统，使得临床医生能够更快地获取患者的影像学报告和检验结果。但临床医生和患者之间的交流记录或病历仍然是通过口述或纸笔记录的方式完成。

　　临床医生通常来说是更加保守的（这是他们的从业经验所致），不愿意将沿用几千年的成熟体系改变为一套未知的新系统。因此，医生团体普遍对这些新科技不屑一顾，这让许多科技公司感到非常失望。但如前文所述，现代医学模式已经不仅仅包含医生和患者两方面，而是涉及许多其他的参与者。这一点给了科技公司新的启发，他们把目光从临床医师转向上级立法者，宣传自己的产品能改变人类世界（当然是为了他们自身的巨额利益）。

电子病例的新秀墙

在 2008 年经济危机最严重的时候，这些科技公司说服了奥巴马政府，并贿赂医生和医院大规模采用电子病历系统。美国国会在 2009 年通过了刺激经济的一揽子计划，其中包括为每位采用电子病历系统的医生发放 44 000 美元。因此，临床医生和医院争相购买电子病历系统，来向政府索取这笔高额的经费。

在早期，大多数版本的电子病历是由技术专家而不是医疗专业人员创建的。因此，电子病历系统的重点不在于其方便记录医患沟通内容的能力，而在于最大限度地增加每个患者的治疗费用，并满足政府的诸多要求。这就导致了医学病历从复杂而深刻的手写病历，变成了一键生成、自动填充、向前复制、以模板为基础复制粘贴的电子病历。这些由科技行业设计的系统会记住医生的输入，并在病历中进行自动填充。但如果你足够了解医学，就会知道在医学中没有什么是可以自动解决的，任何一个动作、手术或药物都会引起患者不同寻常的反应。

　　一些年轻的医生和护士很快就适应了新的系统，这可能是因为他们是伴随着电脑一同长大的，但大多数医疗工作者对此感到担忧及困惑。我记得在电子病历系统培训期间，旁边一位正在接受一对一培训的医生问培训者："什么是右键？"这让我意识到：对那个可怜的信息技术培训人员来说，这一定是极为困难且漫长的一天。

　　但无论医护人员是否已经做好了准备，电子病历系统还是快速地席卷了整个国家，并且在短短几年内得到了广泛应用。但这样的结果对患者来说并不友好，一是减少了医生与患者交流的时间，二是在大量重复和不必要的信息中很难提取患者相关的有效信息。电子病历系统从根本上改变了医护人员与患者的交流模式，并且将医护人员的部分精力分散给了冰冷的电子屏幕。

政府和保险公司需要每个患者与医生交流内容的相关数据，并要求在医生完成诊疗之前得到这些数据。这种程序设计满足了政府、保险公司和财务部门的需求。同时为了最大化其利润和收入，电子病历的设计者在设计程序时便纳入了计费和支付系统，从而使其高昂的价格合理化。因此，这使得医生可以用低至5分钟的时间进行交流，甚至不进行交流即可轻松写出长达8页的病历。医生可以在各处登录病历系统，如办公室、医生休息室，甚至在家中穿着睡衣或躺在床上就可以完成一份病历。

电子病历为研究和医院管理提供了许多数据，医院可以用这些数据来评估医生和工作人员的工作效率。举例而言，如果一位护士忙于在床旁照顾一位重症患者而没能及时将数据录入系统，那么电脑程序就会认为她一直处于闲暇状态。而如果此时有一位护士正在照看不需要床旁观察的稳定患者，并且有足够多的时间将数据录入系统，那电脑程序会认为其一直在工作状态。最后，医院管理者会根据电脑数据认为前一个护士在消极怠工，而后一个护士则在勤奋工作。这使得医护人员创造的效益及其工作能力只体现在电子系统上，而不是对患者的真正关心上。

　　电子病历的支持者认为，随着时间的推移，医疗工作者将更加高效地进行病历记录，而且这并不会占用与患者互动的时间。快速查阅电子病历的优势最终会弥补它的不足。然而，获取病历中的有效信息也并非那么容易。当医生接诊患者并查阅其既往病历时，由于其他医护人员病历记录过于冗杂且重复（因为有大量的复制粘贴材料），使得快速查阅病历并不像想

象中那么容易。即使医护人员已经看过患者并
对患者的情况了如指掌，如果想查阅病历，他
们仍需要在电脑面前用鼠标点开病历，这是非
常耗时的。对于医生来说，电脑程序给电子病
历带来混乱的问题虽然听起来像个笑话，但却
是一个公开的秘密。毋庸置疑的是，电子病历
系统会变得更完善，但是医疗行业必须站出来
抵制医疗实践中任何会对患者产生不利影响的
改变。

21世纪，医疗行业中的另一个现象甚至已
经消弭并改变了医学的本质，那就是为实现医
疗产品的最大利润而进行公然的商业化和商品
营销。然而在这之前，全社会秉持着禁止推销
医疗服务和抵制医疗商业化的一致态度。在某
种程度上，为医疗产品做广告推销来提高销量
是一种忌讳。医疗手段最好只在最为关键的时
刻使用。甚至可以说，当人们对医学彻底没有
需求时，它的任务才算完成。所以，如果越来
越多的人需要医疗救治，那么就意味着其已经

背离了医学的核心目标。举个简单的例子，自从接受免疫接种以来，传染病的发病率越来越低，而且治疗需求几乎为零，这才是一例成功的医疗服务。但对于商业化和市场化的产品来说，一款产品的需求与销量越高才意味着这款产品越成功。当医疗初心和市场化进程这两个不可调和的矛盾在西方医疗行业发生碰撞时，医疗的初心完完全全地被市场化打败了。从这之后，在医疗产品中投入的广告费用迅速攀升，甚至在总额 2000 亿美元的广告市场中占据了 100 亿美元的份额。更为关键的是，医药公司将他们的推销目标从大众人群转变为医疗专业人员。医药公司针对消费者的广告开销只有约 30 亿美元，而针对医疗专业人员的推广营销则高达 200 多亿美元。

医院、医生和制药公司为医疗商品所支付的巨额资金将直接转化为医疗服务和药物的消费，提高了医疗服务的需求及药品的消耗量，完全违背了医学的使命。医疗行业并没有设计出一个减少医疗服务需求和药物使用的系统，而是为商业化的医疗产品创造了更多需求。但是这些医疗产品对患者的益处仍旧存疑。在美国、欧洲等发达国家，考虑到对患者的潜在风险，医疗服务和药物的广告是不被允许的。但医药营销和广告宣传是美国独有的，导致药物的使用量大大提升，进而带来了一些毁灭性的结果。

举例来说，目前美国阿片类药物的滥用即是医疗产品商业化的直接后果。制药公司通过一系列计划，让医生增加麻醉药的使用以减轻患者疼痛，加上政府明确规定医生必须有效地控制患者的疼痛，致使这种医源性的、完全可以避免的药品滥用行为，现在正在美国许多地区肆虐。阿片类药物的滥用是由医药公司创造的，但医疗行业却是这场悲剧的唯一责任方。

贪婪无尽的美国医药公司

与其他国家不同，美国的医疗保健行业采取的营销活动增加了对医疗保健产品和医疗服务的需求。而医药公司的下一步计划则是从无穷无尽的需求中获利，并使利润最大化。医院、制药公司和医生甚至涌入华盛顿特区，呼吁国会不要对这种谋求利益的行为加以限制。国会既往通过的法律基本都对根深蒂固的医药企业巨头有利。新通过的立法则选择避重就轻，不允许医疗产业进行根本性的改革。任何创新都受到政府的干预影响，并且需要获得那些从中牟利的企业的支持。因而，在政府的保护下，医疗保健行业转变了其本心，无止境的突破底线。

医院就此转型为融资机构，他们开始为医院的 CEO 建造带有巨大办公室的摩天大楼，为他们的产品创造更多收益，却不考虑这些产品是否是患者真正需要的。许多非营利医院也卷

入了这场商业活动，并在这桩生意中增加了对
医疗产品的使用，继而获得巨额财富。这些医
院甚至收购了竞争对手和其他医疗设施供应商，
以巩固其在医学界中的地位。每一次收购和扩
张都是为了提高收益。合并的目的并不在于降
低成本，而是通过提高谈判能力来提高医疗产
品的价格。许多小规模的医疗保健公司被医院
接管后，一夜之间，同样医疗服务的价格上涨
了4～5倍。

　　事实证明，这种做法不仅利润丰厚，而且
吸引了更多私人资本进入医疗领域。在如此之
高的投资回报诱惑下，对冲基金以本不值得的
价格高价收购了一些独立诊所，并将多个规模
较小的诊所进行合并，以扩大医院规模。但他
们并没有因此降低医疗服务价格，反而为了获
得丰厚的回报而变本加厉地抬高价格。

　　过高的医疗服务价格是由保险公司和患者
共同支付的。患者在医院和大型医疗团体面前
没有任何讨价还价的能力。但一个关键问题便

是，为什么保险公司也同意支付这虚高的医疗服务费用？问题的答案可以在 2010 年通过的医保法案中找到。该法案规定，医疗保险公司只能保留总保费的 15% 用于保险公司的日常开支和利润。这意味着医保公司收取的保费中总计有 85% 应该用在医疗方面，但如果这笔保费未用在医疗方面，便要退还投保人。

因此，医保公司都会选择增加对医院及医疗团体的医保支付，而不是将保费退还给投保人。为了增加利润，保险公司逐渐增加医疗保健方面支出。他们在医疗保健上花的钱越多，他们的利润就越高。在此基础上，保险公司向医院及医疗团体支付的费用水涨船高，并将溢出的成本转嫁给患者和他们的雇主。保险公司得到了更多的保费，利润也随之增加。在这一商业化体系中，医院、医疗团体、医药公司和医保公司都从过高的医疗服务价格中获取了更高的利润，反而是那些本应获益的患者、工人和纳税人损失更多。

因此，随着科学技术的不断突破，美国的医保系统正在变得越来越畸形。医保系统的革新理应降低医疗服务的价格，而不是哄抬价格。美国的医学是医疗模式和商业模式两者相互竞争和调和的结果。医学的医疗特性发展得非常迅速，可得到有效治疗的疾病日益增多，慢性病也得到了有效的控制，手术甚至已经迈入了无须住院的微创阶段。通过远程医疗，患者可以在家中或工作场所进行医疗监测，并随时能够远程求助医护人员，解答自己医疗问题中的疑惑。

医学的商业属性之一是从创新中获得最大利润，而这一点注定与医学本身的使命格格不入。如果医院、医疗服务提供方和制药公司创新的目的是为了减少人们对医生、医院和药物的依赖，那么将与其商业属性所希冀的增加药品使用和营销利润的目的相违背。医学注定会逐渐走向门诊治疗，但医院却贷款巨额资金来建造新的病房，并计划像酒店一样让患者填满每一张病床。为了偿还新的债务，医院在社会上宣传其先进的医疗设备和全新的医院基础设施。不管这些"先进"的设备是否是必要的，医院都在利用这种不断创造产品和服务的新需求。而那些独立医院也不能独善其身，它们的市场份额可能会被竞争对手抢走，因此它们也在筹集资金购买最新的仪器设备，并试图修建更为豪华的医院大楼。但毋庸置疑的是，这不会改善患者的健康状况。对于医院来说，聘请高年资医生、购买新的医疗设备、建造光鲜亮丽的大楼，已经成为医院间新的军备竞赛。在这个过程中，医疗费用变得越来越昂贵，但患者的临床预后并没有改善。事实上，尽管医疗保健支出逐年增加，但美国人的预期寿命已经连续 3 年下降。群众的额外支出并没能使自己收获更长的预期寿命，也没能使医疗环境变得更好。

　　在美国医疗体制的蜕变过程中，医生最初是不愿意参与其中的，并且对其体制持怀疑态度，但最后还是卷入到了体制之内，并积极地参与其中。医生作为一个群体，没有始终将救治患者作为其职业道德的核心凝聚力，而是在金融专家、营销者和立法者的劝说之下，将医患之间的关系从基于信任的契约关系转换为基于商品的供需关系。医院由身价斐然的 CEO 管理运营，他们在庞大的转角办公桌里指点医学前进的方向。但讽刺的是，他们完全不了解医学的历史及其特殊使命。我曾经参加过一场由金融专业的学生主持的主题会议。在赤裸裸的利润驱动下，医学商业化已不再隐藏在服务患者的口号背后，而是出现在公开场合，变为医疗机构新的宣传口号。

医生的初心

医生逐渐接受了其他专业从业者对医学精神的背叛，并愿意与其合作，实现医学商业化。他们之所以默许这一进程，是因为自己也从新的医疗模式中获得了巨大的好处。医生成为全美乃至全世界薪酬最高的职业。在这个过程中，医生失去了对医疗系统的控制，而这个系统却给医生贴上贪婪的标签，通过其高昂的医疗费用让医生成为众矢之的。

　　医学的使命及道路清晰而简单，其核心就是希波克拉底在几千年前所说的：医学系统由疾病、患者和医生组成。赢得患者的信任是医生最重要的责任，医生应该以患者的最大利益为终点。显而易见，当前的制度绝对不是以这种理论为核心的。医学上有太多的会议、讨论和座谈会，这些会议甚至不曾提及患者的利益。接受目前这种医疗系统的运营模式本身就是在伤害患者。医护人员是医疗系统的中坚力量，他们应该开始挑战和质疑这种系统，并始终以医学的核心使命作为自己的从业准则：关心、治愈并细致呵护每一位患者，直到其恢复健康并永远不再需要我们的医疗服务。

卢亚辉　译，　林海淼　李兴丽　校

283

Global Health Care Financing
第15章　全球医疗保健筹资

医学的资金由谁承担

　　医疗保健筹资是 21 世纪医药卫生事业中不可分割的一个组成部分。医疗资金的来源多种多样，多由政府主要支撑。自从德意志帝国首任宰相俾斯麦启动医疗保健计划以来，各国政府（尤其是西方政府）越来越多地参与其中，并承担起巨大的成本负担。由于各国的国民健康保险制度收入存在很大差异，因此世界各地的医疗保健筹资金额也不尽相同。审查医疗保健的筹资方式至关重要，可以协助我们重新校准医疗保健资源调配以完成医疗的最终使命。医学应以患者、创新者和治疗师为中心，但其中经济因素的影响仍不可小觑，因此必须对医疗的融资状况进行审查。

低收入国家的医疗保健系统往往得不到中央政府的必要资助。它们的医疗保健支出有两种主要的资金来源。第一种资金来源是患者，他们需要自己花钱支付医疗费用，承担绝大部分的资金来源。第二种资金来源是全球基金会，如从西方国家筹集资金并将其投入低收入国家使用的世界卫生组织（World Health Organization，WHO）。此外，还存在一些私人保险和政府项目，但这两种资金来源的贡献都很小，并不足以满足大多数人的需求。

除了资金获取不足之外，低收入国家的医疗保健事业还受限于其他多种因素。这些国家的患者往往不重视常规护理和预防措施，他们仅在罹患疾病时才选择就医，而且这些国家的医疗保健服务水平从高到低，参差不齐。社会上层人士在国内可获得基本医疗，而为了能获取更高质量的医疗服务，他们会选择去国外就医。当然，大多数人还是依靠当地的医疗服务。其中，一些非营利组织会提供资金支持同时组织医疗服务培训，这对于这些国家的医疗保健完善更为重要。

在国际组织向低收入国家提供发展援助时，结果也并非均如预期般"美好"。这种援助的主要弊端来源于管理模式不当。一部分资金会被转交给地方政府管理项目，但地方层面的腐败现象较为严重，资金有时会被转用于其他优先事项，而未能惠及预期获益人。相比之下，建立医院和治疗中心及培训当地医务工作者的方式会更加稳定且持久。

低收入国家的卫生情况往往令人担忧，尤其体现在急症护理和传染病防治方面。此外，慢性病患者也往往得不到合理管理和充分治疗。规范培训和许可制度的相关法规尚不完善，国内各地医疗标准可存在较大差异。在这些国家中，国际组织关注的重点是儿童免疫接种、产妇护理和传染病防治。地方当局的腐败

使得群众的医疗保健需求和众多问题不能得到
妥善解决，导致这些国家的多数患者饱受病痛
折磨。

经济繁荣与医疗保障

随着国家的进步和繁荣，医疗保健筹资也
会发生相应改变。当国家的经济规模不断扩大
时，来自国际卫生组织的援助会随之减少。发
展中国家的经济发展会促使国际组织减少对医
疗保健需求的财政援助，这必然导致医疗保健
的负担转移到患者身上。此外，政府制度不够
完善而无法惠及全民，可在经济发展过程中造
成患者的经济负担急剧加重。国民经济得到发
展使得公民可支配资金增多的同时，其对医疗
保健的支出欲望却并未随之增加。为了解决这
个问题，各国政府常选择增加医疗保健投入，
但这仍不足以取代发展援助基金的地位。

国家经济发展的同时带来的卫生保健水平

提高是多方位的，医务人员获取技术职能的能力和途径增加，可取得丰硕的卫生成果。因此，长寿人口占比和人均寿命会随国家 GDP 的增长而增长。此时，政府能够进一步规范卫生标准，要求相关行业具备执业资格许可证，并予以从业人员必要培训。医疗保健的重点也从传染病和急诊护理转向了慢性疾病（如糖尿病和高血压）的治疗。但在这一转变过程中，患者的医疗体验并没有显著改善。患者需要尽力争取才可获得先进医疗措施，同时高昂的治疗费用也是多数患者进一步求医的阻碍。除此之外，由于政府对医疗资源调配的能力有限，往往使得优势资源集中于大城市，而农村地区的患者仍难以获得高质量医疗服务。

随着国家收入增加，用于医疗保健的财政支出也会增加。新技术和先进的治疗方法的更新会使得患者对它们的采纳接受程度增加，从而在医疗保健上投入更多花费。在人的基本需求（如住所、食物和安全）得到满足后，自然会更加关心自己的健康和寿命。因此，医疗保健的支出份额会随着国内生产总值水涨船高。

国家经济的发展除了带来上文所述的转变之外，还会带来一些新兴行业的崛起。在中等收入国家向高收入国家发展的过程中，变化最为显著的是个人保险市场的形成和发展。在中等收入国家，患者和政府支出占医疗保健支出的 80% 以上。而在高收入国家，近 1/4 的医疗支出来自个人保险。个人保险计划的发展、患者支出的大幅减少及政府支出的增加，都是一个国家向发达国家迈进的标志。

在高收入国家，政府主导医疗保健的支出配比，财政支出与个人保险承担大部分医疗保健费用，患者在医疗支出中所占的比重则大幅下降。此外，医疗保健价格和覆盖程度的制订由个人保险与政府共同完成，不依赖于患者自身的经济水平，亦不需患者自己争取才能获得。从这一意义上考虑，患者群体的利益受到了更多保护，拥有了更多权利，并且可以得到高质量的医疗护理，从而带来更好的医疗卫生成果。

在发达国家，大部分资金常用于治疗糖尿病和高血压等慢性疾病，传染性疾病和急症护理的医疗支出有所减少，在医疗保健支出中占比较小。此外，发达国家与发展中国家之间的一个显著区别体现在长期护理开支。与发展中国家相比，发达国家人口有较高的预期寿命，这也给他们自身的医疗保健系统带来了挑战。在一些发达国家，长期护理支出占医疗保健总支出的20%。但在低收入和发展中国家，这部分保健负担通常由家庭成员和朋友来承担。

众所周知，在全球范围内中，发达国家的医疗保健支出最高。这源自于人们寻求最好的治疗和先进的技术，从而使医疗保健变得更加昂贵，进一步使其在国民经济支出的占比不断增高。与之前相比，高收入国家的医疗支出占

GDP 的比例翻了一番。由于大多数医疗保健筹资是由政府和个人健康保险公司完成的，因此患者寻求高性价比医疗服务的自然趋势减少了。此外，大多数患者对自己的治疗费用不甚了解，他们常认为越多的治疗越有益于健康（但事实并非如此），因此会要求接受更多的治疗措施。

高额医保国家的一组对比

美国和瑞士是人均医疗保健支出最多的国家。美国在医疗保健上的人均支出约为 9403 美元，医疗保健支出占国民生产总值的 17%，其中约 45% 的支出由政府承担，45% 由私人健康保险公司承担，10% 由患者承担。

美国的人均医疗保健支出几乎是其他所有高收入国家的 2 倍，然而医疗保健支出的高比例并不能用美国的人口结构来解释。因为在 11 个高收入国家中，美国 65 岁以上人口所占比例

最低，只有 14.5%，而日本和德国分别为 25%
和 21%。然而，日本和德国在医疗保健上的人
均支出却分别为 3727 美元和 5182 美元，远低
于美国。除此之外，与其他高收入国家相比，
美国的肥胖率最高，吸烟率最低，人口多样性，
贫困率高，这些差异可以部分解释为何美国有
更高的医疗费用，但仍然无法解释费用翻倍的
原因。下文将会从四个方面具体分析美国的医
疗保健支出与其他国家有何不同，或许针对
这些方面的改革将会使得医疗体系更高效、更
经济。

　　首先，美国医疗从业人员的构成和薪酬不
同于其他高收入国家。美国医生和护士的数量
较少，专家和通识型人才的数量类似于其他高
收入国家，其中最显著的差异是美国医生和护
士的薪酬较其他发达国家更高。虽然医务工作
者做出的重大贡献理应得到更高的薪酬，但在
美国，医务工作者群体的收入甚至可达到其他
高收入国家同行的 2 倍。考虑到美国教育成本

更高、培训时间更长、训练更严格等原因，增加他们的收入是有必要的，但这种收入翻倍的现象仍然存在争议。

其次，过度医疗也是美国医疗支出增加的一个因素。以白内障手术为例，该手术大多开展于 65 岁以上老年患者。在 65 岁以上人口占总人口 14% 的美国，其每 10 万人白内障手术量为 1110 例。但在其他 11 个高收入国家，65 岁以上人口平均占比 18%，每 10 万人白内障平均手术量却仅为 971 例。仅对比数字可能会让人错误地认为美国的白内障手术量与其他国家相似。但实际上由于美国 65 岁以上人口比其他国家少，白内障手术的比例应该更低，而不是相似或更高。研究统计得出，美国的剖腹产、磁共振成像、计算机断层扫描及全膝关节置换的比例最高，过度医疗现象使得医疗支出增加也就不足为奇。

再次，不同之处还体现在行政工作的支出。据估计，其他高收入国家的平均医疗行政成本

293

仅有 3%，而美国有近 8% 的医疗费用用于行政工作，并且这 8% 还不仅仅用于支付包括医生和护士在临床工作间隙完成行政工作所耗费的精力。在如今的医疗行业中，让医生感到精疲力竭的原因主要来源于新法规和电子档案规定的行政管理工作。这个问题已经变得非常严重，以至于许多医院都在任命管理人员来设法解决医生的职业怠倦现象。然而令人失望的是，这种做法仅通过增加管理人员来解决医疗程序问题，并不能解决问题的根源。可以预想到的是，这些管理人员会在一间办公室里，与大量的工作人员进行一系列冗长却毫无结果的会议后，提出一些毫无意义的建议来治疗"症状"，而非"疾病"本身。

最后，使美国医疗支出体系与众不同更为昂贵的原因是药物费用。美国的人均药物支出为 1443 美元，相比之下，其他国家的人均药物支出为 749 美元。据估计，在美国，仿制药的使用率占总量的 84%，而其他高收入国家仿制药的平均使用率为 58%。由此可见，美国使用仿制药的比例比其他国家高得多，然而美国的药物支出费用却更高。造成这种差异的原因是非仿制药在美国的价格要更高。由于品牌药物的价格非常昂贵，致使医生和患者更多地使用仿制药，从而减少了品牌药物的市场。制药公司为了弥补销量的损失，会不断提高品牌药物的价格以弥补差额，以维持良好的季度收益。

例如，哮喘药物 Advair 在美国的价格是 155 美元，而在其他国家的平均价格是 64 美元。在澳大利亚，Advair 售价仅 29 美元，因此医生更愿意开这种药，而且患者也完全可以接受以 29 美元的价格购买这种药来治疗他们的症状。但在美国，保险公司、医生和家属在购买售价 155 美元的 Advair 之前会寻找更便宜的替代药物，从而减少了 Advair 药物的销量。销量的下降伴随着价格的上涨，从而弥补盈亏底线的资金缺额。制药公司之所以能在价格信息随处可见时仍继续进行肆意调价，主要源自于美国未设立任何一种权威的监督机构来阻止这种行为。

尽管美国在医疗保健上投入更多资金，但现实却不尽如人意，它的医疗保健成果并不比大多数西方国家好。最近，美国的医疗保健指标一直停滞不前，在某些情况下甚至有所下降。有研究显示，美国白种人的预期寿命首次出现下降。更多的支出并没有带来更好的结果。越来越多的证据表明，医疗保健支出和利用的增加对健康存在不利影响。阿片类药物危机就是一个典型的例子。医疗保健行业的过度宣传和药物的滥用造成了一场社会灾难和公共卫生危机的发生，这将持续很长一段时间。类似阿片类药物危机的不良社会影响就是由美国医疗保健行业一手造成的。

与其他高收入国家相比，美国的产妇死亡率、婴儿死亡率和新生儿死亡率最高。产妇死亡率为每10万人中有26.4人，是11个国家中第二高的 2.5 倍。在这 11 个国家中，美国人的健康预期寿命和健康调整预期寿命都是最低的，这些统计数据都令人担忧。事实上，增加支出并不是这种现象的解决方案，有必要从根本上重新思考如何完善医疗保健服务供给体系和整体健康状况。

毫无疑问，由国内政府、患者、个人健康保险和国际发展组织组成的四个基本医疗资金来源是全球医疗保健筹资的支柱。但对大多数国家而言，政府、患者和私人健康保险基金是医疗保健支出的主要来源。如今摆在医疗保健筹资决策者和设计者面前的关键问题是：如何正确组合这些资源才能以经济有效的方式实现最佳医疗保健成果。在寻找正确的组合和传递机制的过程中，决策者往往耗费大量的脑力劳动，查阅大量研究论文，召开无数次研讨会，以及组织智囊团出谋献策，但这并没有取得令人满意的结论。医学的终极目标是，以一种避免患者或国家破产的有效方式为每个需要医疗

297

救助的人提供医疗服务。寻求四种医疗保健筹资来源的恰当组合与平衡对实现医学的使命大有裨益。这种探索仍在继续，同时医疗服务的提供者也应该参与其中，毕竟他们自身和家人也将是这个决策的受益者。

彭　欣　译，　柏宝辰　聂文畅　校

Seeking Balance Between Hippocrates and Modern Forces

第 16 章　希波克拉底与现代医学的平衡

希波克拉底过时了吗

医学的概念在"智人"出现及种族部落形成后就开始发生发展，部分医疗活动可以追溯到人类生存早期。从人类文明兴起，一系列确保生产顺利及婴儿存活的分娩护理技巧已然存在。因此，主要抚育后代及互相协作分娩的女性就承担了彼时的医师角色。到后来，人们联系更加密切，并在更广泛的领域衍生出更多分工明确的复杂工种，医学也不例外。

随美索不达米亚文明出现，城市规模不断

扩张，人群的聚集程度也逐渐增加，维系群体健康的医生就成了早期社会不可分割的一部分。值得一提的是，在美索不达米亚和埃及文明早期，女性治疗师仍然占据着主要地位。那时的女性治疗师往往以魔法师、巫医、精神治疗师等不同的形式存在，各自在医疗领域发挥着不可或缺的作用。

随后，希腊文明到来，医学继续在繁复的城市生活中不断发展。古希腊的"西方医学奠基人"希波克拉底曾阐述医疗实践的道德体系、专业操守及行为规范。他通过言传身教来定义医生这一职业，使得医生在当时的社会逐渐被肯定，并在随后被大多数社会成员认可。

然而希波克拉底的主张也有一定的弊端，他禁止女性参与到医学实践当中。这个观念不断被强化，到了西方文明日趋壮大及文艺复兴时期的医学探索阶段，医学的唯男性论在世界各地愈加根深蒂固。在其后的千百年间，医学领域始终缺乏来自女性治疗师的真知灼见。

但即便不能成为医生，女性医务工作者如玛丽·西克尔（Lady Mary）、南丁格尔等仍在某些历史时刻发挥着极为重要的作用。直到 19 世纪新世界崛起（开始摒弃欧洲旧社会的严格教条），才有第一位女性拿到医学学位。

　　尽管希波克拉底主张将女性医生拒之门外，但他对伦理与人性的约束使得医生在一众形形色色的治疗师中独树一帜。在患者利益方面，他强调医护关系的核心实际上是一种契约精神。毫无疑问，医生的职责在于治疗患者。虽然希波克拉底时期的医学在科学严谨性方面稍逊，甚至近乎伏都教（一种巫术宗教），但希波克拉底仍会在有限知识的引导下，严令禁止无循证证据的干预，以达到尽可能减少伤害的目标，在此基础上为患者提供医疗服务。这一崇高要求始终贯穿在医学的推进和演变中，从希波克拉底医学的兴起、高潮、变更直至今天的现代医学仍不过时。

　　盖伦是 15 世纪的医学巨匠，他的存在进一步强化了希波克拉底在医学中的影响。可以说，如若没有盖伦的推动，希波克拉底将不会在今日的医学领域占据如此重要的地位。在第一个千禧年早期，盖伦一直致力于维系他所理解和实践的希波克拉底医学在医学界的核心地位。这一观念不断深化，直至新的启蒙人物维萨利斯的出现替代了盖伦的医学地位。

在第二个千禧年的中世纪黑暗时期，基督文明萌生、发展，并在威斯特伐利亚开展了长达30年的宗教战争。就在那时，医学发生了颠覆性的变化，不计其数的理论进展与突破重塑了医学的根本而使其变得更加科学严谨。到20世纪后，人类的预期寿命大大延长。由于对人类生存的巨大贡献，医学的定义权逐渐集中在西方医学。这时的非洲和亚洲医学由于缺乏病理生理学基础的深度和广度，而尚未表现出明确的健康获益，以至于非洲和亚洲治疗师，逐渐丧失了在医学领域的影响力。自此，西方医

学成为医疗行为的标杆，并逐渐完善形成了被
广为接受的策略体系。

治愈的意义

与早先极具神秘色彩的巫术、魔法等治疗
相比，上述西方医学进展带来的新兴药物和疗
法使得医疗实践更加有据可依，使得维护患者
健康利益的医疗契约在 20 世纪成为现实。X 线、
CT 和 MRI 等影像学技术让我们能够相对直接
地看到活体的组织结构，因而一些早期困扰人
类的疾病变得易于诊断、治疗，甚至能够治愈。
到了 21 世纪，经过 3000 年积淀的医学无论在
理论还是技术上都有了更为长足的进步，但在
这个不断沉淀的过程中，医学的变化似乎不仅
仅发生在内部。

19 世纪末，社会的其他构成部分开始逐渐
侵入医学领域，直到如今，这股侵入力量仍在
不断强化。政府和大资本家的身影在医学领域

中越来越活跃。如果能提供良好的医疗保障体系，政治家带来的好处显而易见。资本家也在不断发掘医疗过程中的潜在获益点，并急切地想要将其转化为真正的财富积累。在这个过程中，医学的道德观念受到了包括政府在内的许多领域道德观念的影响，以致这项本就极具冲突、疑问的事业更加丧失了明确的使命和意义。

在上述背景下，曾有一位杰出的投资人直白地发问："治疗患者是可持续盈利的商业模式吗？"从人们的苦难中获益本应是医疗行为意义中最不值得一提的，但当前的资本模式却将其本末倒置了。西方医生都在担心医疗制度"社会主义"化，却没有一个人想到医疗"资本主义"化才可能是万恶之源。

证券市场中一位名列前茅的医疗人事公司公开了他们的季度报告，除了"患者"一词被大量删减、省略，仅在后续的报道中才被提及之外，这显然是一份成绩卓越的报表。这份报道值得我们一读：

"2018 年所取得的成果是在 2017 年底的基础上建立的，我们对于业务精进的追求已经初见成效，不但完成了 2018 年 5000 万美金的经营效益，并预计将累计节省运行效益 1 亿美元，"首席执行官克里斯托弗·A. 霍尔顿（Christopher A. Holden）表示，"我们在转换联合运营方式来支持临床项目方面取得了卓有成效的进展，第四季度的业绩突破正是来自于这一调整。希望这些调整带来的销售增益在 2018 年后半程持续加速。在提升年度周转以增加运营收益方面，我们也取得了长足的进步，期待在未来真正实现。同时，我们也革新了一些方案来实现临床团队的效率提升，以此更好地服务患者。"

"我们将聚焦于优化各种角色作用，增强股东提供临床资源的能力，运营专家将持续致力于增加患者安全性、提高医疗服务质量及效率来为医保系统及其所服务的患者提供方便。我们将继续在清晰规划的策略中有序运营，这个策略为国家到社区的医疗保健网络系统构建过程提供保障，同时完善的医生服务系统也将为该策略保驾护航。"

在这份报告中，用来描述如何更好提供医疗服务的阐述多为废话（至少对医学来说）。投资者想要从他们的投资中获益是无可非议的，但医疗领域似乎与其他学科不尽相同。医疗的目标在于不断完善，进步而减少患病，最终减低医疗服务本身的利用率。人们患病而需要进入医疗体系是无法避免的事，但好在我们可以提供迅速的反馈与处理，使患者可以快速回归正常生活而不是深陷反复化验和挂号的泥潭。很多时候，患者和医疗系统的交互甚至成为一种无休止的纠缠。医疗体系应当力求减少患者对于医疗服务和药物的依赖，而不是达到持续"监测"、无休止的看诊及不断增加的用药。

综合上述，医疗领域的投资者和商业伙伴应当认识到，他们的投资可能并不总能提供预期的获益，甚至有时可能投资失败。医疗的核心要义与投资者的诉求是处在对立面上的，它并不追求为投资者提供丰厚的回报。不幸的是，我聆听过许多会议，它们均以经济利益、聚拢财富为核心，而非患者的利益为先。

目前医疗治愈方案的前沿进展大多包括基因治疗。例如，吉利德科学（Gilead Sciences）的丙型肝炎治疗就已经显示出良好的患者获益前景，并有望成为继盘尼西林和免疫疗法之后的又一重大发现。然而，医学经济学却再次扭曲了这一开创性进步，因为能够治愈疾病的进展被认为是没有前景的投资方向。

吉利德科学的丙型肝炎治疗花费约 10 万美元，治愈率可达 90%，具有非凡的治疗价值。在 2015 年，该医疗方案的销售额达到 120 亿美元，而 2018 年仅可达到约 40 亿美元。这种新型疗法探索治愈方案，而非仅仅是对症、支持治疗，它的成功在医疗发展进程中是寻求实现医学价值的表率。但如此巨大的医学突破在新闻报道中受到的评价却大多如网站 MartWatch. com 评价的那般："吉利德治愈了丙型肝炎——这成了最大的问题。"

治愈疾病反而成了问题的观点与一位高盛分析师的阐述如出一辙：

> 吉利德的例子存在一个悖论，它在丙型肝炎治愈中的成功将会逐渐消耗掉它目标受众的市场……在类似于丙型肝炎这样的传染性疾病中，治愈现在的患者也就意味着减少了播散到新发人群的携带者群体，因此它潜在的受众群体就在不断减少……而在受众群体保持稳定（如癌症患者）的领域，治愈这类疾病其后带来的运营风险显著更少。

当科赫和巴斯德在他们的实验室中苦心钻

研想要减少疾病播散、恶化甚至治愈疾病的时候，类似于"运营风险"的思量及产品稳定受众的想法似乎从未进入他们的脑海。医学发展到现在，似乎关于患者承受的病痛的思考已经越来越少。

除了治疗思路的革新受到了"资本主义"化医疗的限制，药品的研制与生产也难以幸免。制药工业经济学更倾向于要求企业改进已有药品而非开发新药。想要进行仿制药品而从发展迅猛的医药公司火热产品中分得一杯羹的厂家比比皆是。正如金融分析师明确提到的，最好有需要终身服药的大量稳定型患者，才不会丧失经销能力。而只要这些仿制药厂还在从仿制药品中获益，他们必将不会致力寻找新的突破。坦白来讲，大多数的开发研制过程耗时耗力，而这些药厂对此往往敬而远之。

市场、资本对医学的影响让我们对医学的未来产生了深深的担忧，但幸运的是，当前它们还不足以阻拦科技发展的巨轮。在早前，"科技革命"就重塑了许多工业领域，而在如今也对医学影响颇大。它势必在未来发挥深远影响，只是目前我们仍处在一个没有确切答案的试错阶段。对于电子医学记录的快速获取使得我们收集了大量的无意义信息，而随技术发展，时间、试验与技术应用的相适应将会进一步提高医疗保健的专业性。

崭新的医疗革命迫在眉睫

科技工业依靠其长足的进步和改革已经推动了数个工业领域的快速发展，在当前，医疗保健系统的革命也正蓄势待发。科技工业所催进的人工智能、算法和机器人势必会在医学领域产生巨大改革。正如百年前"镀金时代"时资本家重塑医疗系统，当代的超级富豪科技大亨正怀抱着强烈的欲望跃跃欲试。但与卡内基和洛克菲勒不同，今天的资本家是想要在医疗系统的巨轮上自己掌舵。也许他们是对的，因为他们所设想的前景确实比现如今的医疗系统更加完善。然而，联合卡内基的智慧与洛克菲勒的慷慨下成功的改革，背后都是有着强大医学教育背景的人们在支撑。在长达 1 个世纪的时间里，美国的医疗改革都在卡内基和洛克菲勒提供资金及弗莱克斯纳兄弟作为专业指导下进行。卡内基和洛克菲勒深信医学教育的权威可以指引创建出良好的医疗系统，而今日的资本大亨如果能认知到他们自身在医学领域的局限而效仿卡内基和洛克菲勒的做法将会是明智的选择。

　　在当前的医疗形势下，许多专家、医师、患者等都同意医疗系统正亟待改革的观点，甚至他们中有部分持有激进改革的看法。百年前由弗莱克斯纳兄弟建立的医疗系统按部就班地发展，而在随后的数年间，它原本的架构上累加了数层负累而显示出崩溃之势。美国医保系统变得前所未有的难以为继，而能从中获益的人群愈发减少，这在社会的各个领域都掀起了对其不信任甚至质疑的喧嚣。

在过去的数十年，医务工作者的技能都在显著提升。他们接受的训练更加严格，获得医师学位后在进入医疗领域时的表现更显醇熟。但不幸的是，在现存的医疗系统中，往往是由物质利益驱使着这些精良的医生重复着从量计征的工作，而这一点恰恰违背了他们接受完备训练的初衷。医生通过反复操作和检查的方式来谋求报酬的行径损害了他们的专业形象，进而减低了他们的公信力。在医疗服务约定俗成的按次计费的前提下，无休止的检查及操作的偿付扭曲了治愈伤患的本质。医院、急救中心、诊室和护理之家竞相分割着医疗保险的福利。据统计，有超过一百万个经济实体在支撑着美国医疗保险服务的运转，也难怪其成为医疗诈骗案件中的核心漩涡。而目前，我们需要做的是去审查各级医疗单位，进而改革它们的经济结构。美国医保的经济体量足以支撑每个美国公民的卫生开销，甚至还有盈余应用在更重要的事务，如推动新的医学发现，并着力优化公民接受的医疗服务质量。

20 世纪最伟大的发现之一是 DNA 的结构，虽然它还未能充分发挥价值。这个艰难的发现过程历经数十年，主要由来自英国和美国的两位年轻科学家进行。1869 年，瑞士化学家弗雷德里希·米歇尔（Friedrich Miescher，1844—1895 年）第一次阐述了 DNA 的定义。他致力于探索白细胞的结构，在此基础上发现了核酸，也就是脱氧核糖核酸（deoxyribonucleic acid，DNA）的存在。

313

20 世纪的后期数十年中，米歇尔的研究成果在科学界再次风靡。俄国生化学家菲巴斯·利文（Phoebus Levene，1869—1940 年）的研究进一步明确了 DNA 的结构。奥地利研究员艾文·查可夫（Erwin Chargaf，1905—2002 年）在洛克菲勒基金的支持下实现突破，发现了 DNA 的基本构成元素。1953 年，詹姆斯·沃森（James Watson，1928—）和弗朗西斯·克里克

（Francis Crick，1916—2004 年）在两位英国研究者罗莎琳德·富兰克林（Rosalind Franklin，1920—1958 年）和莫里斯·威尔金斯（Maurice Wilkins，1916—2004 年）及查可夫的发现基础的协助下，将有关 DNA 的疑惑汇集在一起。沃森和克里克最终发现了 DNA 的双螺旋结构，进而打开了通向开阔的医学新时代的大门。许多人相信医学的未来正是掌握在基因治疗的手中，它将颠覆医疗实践，给数不清的患者带去希望。

　　医学的未来是如此光明而令人神往，而当下正值发展和探索的大好时代。在 10～20 年，许多曾盛行的医学假设和实践被不断摒弃，而机器人和人工智能的发展还在萌芽当中。这些新境界的到来将会开启医疗的新体验，并且势必给人类带来获益。然而，如果在势如破竹的发展中失去了医学的审慎、伦理和艺术，这前方的新境界将失去所有令人神往的意义。

　　目前的新境界中还存在一些缺陷，如新的人工智能产品可以在一定程度上做到精确诊断和治疗疾病，但它还无法做到安抚患者的恐惧并加以冷静引导，或者帮助沮丧的患者重新振奋精神。正如许多医生可以证实的那样，谷歌搜索引擎提供的信息常使许多患者惴惴不安，进而到门诊寻求医学建议和人文安慰。但无论未来还隐藏着怎样的问题，这都将是振奋且颠覆性的，在新科技和新疗法的乌托邦中，我们仍要将希波克拉底准则铭记于心。医学在不断的发现，但它的精神内涵（抚慰受难者，治愈患者，始终将患者的最大利益作为治疗决策的核心）仍是经久不衰的。

315

相信在可预计的数千年间，即使受到成倍增长的压力，医学仍将保持本真，坚持将以患者利益为核心作为医患间的契约基础，坚守其最初的使命——赢得信任，关爱弱者。在这过程中唯一改变的，仅是科学进步赋予我们的治愈能力而已。若能始终遵循 3000 年前希波克拉底曾阐述的指导原则，医学的未来将拥有无穷的希望，这一切就在于找到医学的真正焦点：

患者。数千年前希波克拉底和他的追随者便向弱者做出医学实践的承诺：在希波克拉底伦理指导下，以最安全、最先进的方式提供护理和治疗。医学的意义始终掌握在这些坚守它核心使命的人手中，它一直是，也将永远是一门神圣的艺术。

聂文畅　译，　李兴丽　孙浩宁　校

Select Bibliography
推荐阅读

[1] Affairs., Department of Veterans. "About VA." *History of VA*, 1 Jan. 2005, www.va.gov/about_va/vahistory.asp.

[2] Boissoneault, Lorraine. "Bismarck Tried to End Socialism's Grip-By Offering Government Healthcare." *Smithsonian.com*, Smithsonian Institution, 14 July 2017, www.smithsonianmag.com/history/bismarck-tried-end-socialisms-grip-offering-governmenthealthca re-180964064/.

[3] Boyd, Robert, and Joan B. Silk. *How Humans Evolved*. W. W. Norton & Company, 2018.

[4] Braudel, Fernand, and Richard Mayne. *A History of Civilizations*. Penguin Books, 2005.

[5] Campbell, Denis. "Nye Bevan's Dream: a History of the NHS." *The Guardian*, 18 Jan. 2016.

[6] Celsus, Aulus Cornelius. *On Medicine*. Harvard Univ. Press, 2007.

[7] Collaborators, Network. "Evolution and Patterns of

Global Health Financing 1995–2014: Developmental Assistance for Health, and Government, Prepaid Private, and out-of-Pocket Health Spending in 184 Countries." *The Lancet*, vol. 389, no. 10083, 2017, pp. 1981–2004.

[8]   Cunningham, Andrew, and Perry Williams. *The Laboratory Revolution in Medicine*. Cambridge University Press, 1992.

[9]   Debus, Allen G. *Chemistry, Alchemy and the New Philosophy, 1550–1700: Studies in the History of Science and Medicine*. Variorum Reprints, 1987.

[10] Debus, Allen G. *Paracelsus, Five Hundred Years: Three American Exhibits*. Published by the Friends of the National Library of Medicine, Inc. for the Hahnemann University Library, the National Library of Medicine, and the Washington University School of Medicine (St. Louis), 1993.

[11] Debus, Allen George. *Chemistry and Medical Debate: Van Helmont to Boerhaave*. Science History, 2001.

[12] Diamond, Jared M. *Guns, Germs, and Steel: the Fates of Human Societies*. Norton, 2011.

[13] Elgood, Cyril. *A Medical History of Persia: and the Eastern Caliphate, from the Earliest Times until the Year A.D. 1932*. At the Univ. Press, 1951.

[14] Flexner, Abraham. *Medical Education in the United States and Canada: A Report to the Carnegie Foundation for the Advancement of Teaching*. Carnegie

Foundation, 1910, pp. 1–346, *Medical Education in the United States and Canada: A Report to the Carnegie Foundation for the Advancement of Teaching.*

[15] Geison, Gerald L. *Private Science of Louis Pasteur.* Princeton University Pres, 2016.

[16] Gill, Gillian. *Nightingales: the Extraordinary Upbringing and Curious Life of Miss Florence Nightingale.* Random House Trade Paperbacks, 2005.

[17] "Gilman's Inaugural Address." *Johns Hopkins University*, www.jhu.edu/about/history/gilman-address/.

[18] Goldberg, Herbert S. *Hippocrates, Father of Medicine.* Authors Choice Press, 2006.

[19] Gradmann, Christoph, and Elborg Forster. *Laboratory Disease: Robert Koch's Medical Bacteriology.* Johns Hopkins University Press, 2009.

[20] Grundy, Isobel. *Lady Mary Wortley Montagu.* Oxford Univ. Press, 2004.

[21] Gruner, Cameron. *The Canon of Medicine of Avicenna; Adapted by Laleh Bakhtiar from Translation of Volume 1 by O. Cameron Gruner and Mazhar H. Shah:* Kazi Publications, 2014.

[22] Harari, Yuval N., et al. *Sapiens: a Brief History of Humankind.* Harper Perennial, 2018.

[23] Hippocrates, et al. *Hippocratic Writings.* Penguin, 1987.

[24] *Johns Hopkins Magazine*, pages.jh.edu/~gazette/1999/

jan0499/obit.html.

[25]   Jones, Alexander Raymond. "Ptolemy." *Encyclopedia Britannica*, Encyclopedia Britannica, Inc., 11 May 2017, www.britannica.com/biography/Ptolemy.

[26]   King, L.W. *The Code of Hammurabi*, Yale Law School, 2018, avalon.law.yale.edu/ancient/hamframe.asp.

[27]   Kristof, Nicholas. "Unmasking Horror." *The New York Times*, 17 Mar. 1995.

[28]   Kyle, R. A. "Gerhard Domagk." *JAMA: The Journal of the American Medical Association*, vol. 247, no. 18, 1982, pp. 2581–2581., doi:10.1001/jama.247.18.2581.

[29]   Lindemann, Mary. *Medicine and Society in Early Modern Europe*. Cambridge University Press, 2010.

[30]   Lister, J. "An Address on the Antiseptic System of Treatment in Surgery." *Bmj*, vol. 2, no. 394, 1868, pp. 53–56., doi:10.1136/bmj.2.394.53.

[31]   Macfarlane, Gwyn. *Alexander Fleming, the Man and the Myth*. Oxford University Press, 1985.

[32]   Mattern, Susan P. *The Prince of Medicine: Galen in the Roman Empire*. Oxford University Press, 2013.

[33]   McNeill, William Hardy. *History of Western Civilization: a Handbook*. University of Chicago Press, 1986.

[34]   "NLM Exhibitions and Public Programs." *U.S. National Library of Medicine*, National Institutes of Health, 24 Oct. 2006, www.nlm.nih.gov/exhibition islamic medical.

[35] Nuland, Sherwin B. *The Doctors' Plague: Germs, Childbed Fever, and the Strange Story of Ignác Semmelweis*. W.W. Norton, 2003.

[36] Nuland, Sherwin B. *Doctors: the Biography of Medicine*. Vintage Books, 1995.

[37] Papanicolas, Irene, et al. "Health Care Spending in the United States and Other High-Income Countries." *Jama*, vol. 319, no. 10, 2018, p. 1024., doi:10.1001/jama.2018.1150.

[38] Pitt, Dennis, and Jean-Michel Aubin. "Joseph Lister: Father of Modern Surgery." *Canadian Journal of Surgery*, vol. 55, no. 5, 2012, doi:10.1503/cjs.007112.

[39] Porter, Roy, and Jeremy Farrar. *The Greatest Benefit to Mankind: a Medical History of Humanity from Antiquity to the Present*. Folio Society, 2016.

[40] Roberts, Jennifer T. *Herodotus: a Very Short Introduction*. Oxford University Press, 2011.

[41] Russell, Bertrand. *A History of Western Philosophy, and Its Connection with Political and Social Circumstances from the Earliest Times to the Present Day*. Simon and Schuster, 2007.

[42] Shlaes, Amity. *Coolidge*. Harper Perennial, 2014.

[43] Starr, Paul. *The Social Transformation of American Medicine*. Basic Books, 1982.

[44] Steinberg, Jonathan. *Bismarck: A Life*. Oxford University Press, 2011.

[45] Tuchman, Barbara W., and Robert K. Massie. *The*

Guns of August: the Outbreak of World War I. Random House Trade Paperbacks, 2014.

[46] Wear, A., et al. *The Medical Renaissance of the Sixteenth Century*. Cambridge University Press, 2009.

[47] Wear, Andrew. *Knowledge and Practice in English Medicine, 1550–1680*. Cambridge University Press, 2000.

[48] Weindling, Paul. *International Health Organisations and Movements, 1918–1939*. Cambridge Univ. Press, 2007.

[49] Zinn, Howard, and Anthony Arnove. *A People's History of the United States*. Harper, an Imprint of HarperCollins Publishers, 2017.